न्यूट्रिशनल सिक्रेट्स

प्रारंभिक चरणों के डायलिसिस और पोस्ट ट्रांसप्लांट के लिए आहार

आपकी अच्छी
स्वास्थ्य सेवा के
लिए विकसित

KIDNEY Warriors Foundation

कई बड़े अस्पतालों के सर्मथन से

notionpress.com

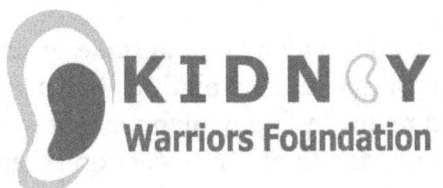

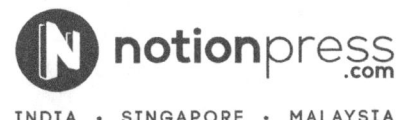

INDIA · SINGAPORE · MALAYSIA

Notion Press Media Pvt Ltd

No. 50, Chettiyar Agaram Main Road,
Vanagaram, Chennai, Tamil Nadu – 600 095

First Published by Notion Press 2021
Copyright © Kidney Warriors Foundation 2021
All Rights Reserved

ISBN 978-1-68523-303-7

This book has been published with all efforts taken to make the material error-free after the consent of the author. However, the author and the publisher do not assume and hereby disclaim any liability to any party for any loss, damage, or disruption caused by errors or omissions, whether such errors or omissions result from negligence, accident, or any other cause.

While every effort has been made to avoid any mistake or omission, this publication is being sold on the condition and understanding that neither the author nor the publishers or printers would be liable in any manner to any person by reason of any mistake or omission in this publication or for any action taken or omitted to be taken or advice rendered or accepted on the basis of this work. For any defect in printing or binding the publishers will be liable only to replace the defective copy by another copy of this work then available.

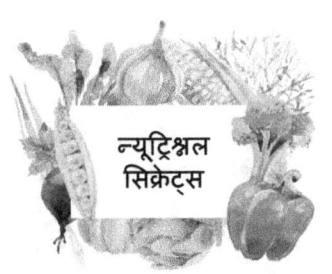

हमारे "पोषण विशेषज्ञों

सामग्री और नुस्खा योगदानकर्ता

मृणाल पंडित - मुख्य आहार विशेषज्ञ, नेफ्रो प्लस; **सुनीता राव** - वरिष्ठ आहार विशेषज्ञ, एन यू हॉस्पिटल

शालिनी अरविंद - मुख्य आहार विशेषज्ञ, फोर्टीज़ हॉस्पिटल, बीजी रोड. **स्वाति श्रीकांता** - वरिष्ठ आहार विशेषज्ञ,

नेफ़्रोप्लस उमा महेश्वरी पीएस - सलाहकार आहार विशेषज्ञ

....

बाहरी समर्थन:

डॉ गीता धरमतती - सलाहकार आहार विशेषज्ञ, "गीता न्यूट्री"

....

रेसिपी योगदानकर्ताओं:

कामना तलरेजा - सलाहकार आहार विशेषज्ञ, ब्लोगर

डॉ काजल पाण्ड्यायेपथो - जीएम, पोषण और आहार विज्ञान विभाग,

मेदानता – द मेडिसिटी

सुभा रमेश - वरिष्ठ आहार विशेषज्ञ, सागर हॉस्पिटल

स्वर्गीय विशाल गाधिया - सीकेडी रोगी श्रमी

देविकाभाई - सीकेडी रोगी, लेखिका वसुंधरा राघवन

हमारे सहयोगी

....

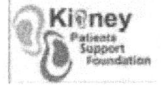

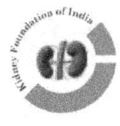

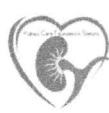

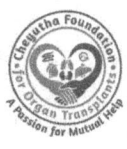

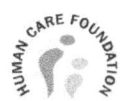

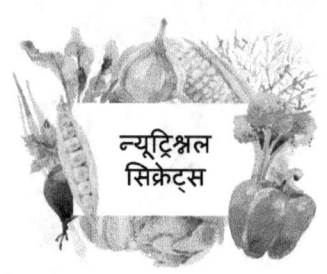

न्यूट्रिश्नल सीक्रेट्स

पार्ट - 1

स्वस्थ CKD, डायलिसिस और पोस्ट ट्रांसप्लांट के लिए आपका मंत्र

आहार और दवा में निहित है। यह पुस्तक आपको बताती है कि आपको ठीक से खाने की आवश्यकता क्यों है।

व्यंजनों के लिए भाग-2 को देखें

...

आपका स्वस्थ और सुरक्षित जीवन हम सभी के लिए महत्वपूर्ण है।

शुभकामनाएँ

किडनी वॉरियर्स फाउंडेशन, नेफ्रोलॉजिस्ट और आहार विशेषज्ञों से

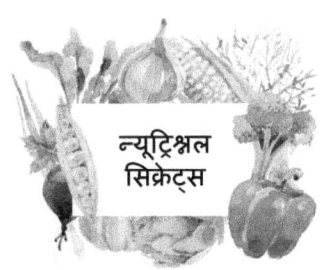

हमारा उद्देश्य

इस पुस्तक को भारत में रहने वाले क्रोनिक किडनी रोगियों के लिए एक महत्वपूर्ण सूचना उपकरण के रूप में विकसित किया गया है। बुनियादी पोषण जानकारी किसी भी देश के लिए आम हो सकती है, लेकिन व्यंजनों और उनकी गणना भारतीय खाद्य रचना तालिकाओं में २०१७ में जारी राष्ट्रीय पोषण संस्थान के आंकड़ों पर आधारित हैं।

हालांकि बहुत सारे घंटे बिताए है आउटपुट में वांछित सटीकता पाने के लिए, किसी भी त्रुटि या चूक के रूप में हम, गुर्दे योद्धाओं फाउंडेशन अपनी बीमारी का प्रबंधन संघर्ष कर रहे लोगों के सर्वोत्तम हित में अधिनियम माफ किया जा सकता है । पोषण रहस्य के 2 भागों में निहित जानकारी हमेशा इलाज नेफ्रोलॉजिस्ट की सहमति के साथ इस्तेमाल किया जाना चाहिए, व्यक्तिगत रक्त रिपोर्ट डॉक्टरों और आहार विशेषज्ञों की सिफारिशों के आधार पर है।

किताब सार्वजनिक उपयोग के लिए है। कोई भी एक जानकारी साझा कर सकता हैं, Nutritional Secrets – Kidney Warriors Foundation के द्वारा ।

यह डिस्क्लेमर किडनी वॉरियर्स फाउंडेशन के हितों की रक्षा करता है, जो इस परियोजना पर जुड़े नेफ्रोलॉजिस्ट और आहार विशेषज्ञों का समर्थन करता है।

किडनी वॉरियर्स फाउंडेशन को कंपनी एक्ट, 2013 के तहत 20 दिसंबर 2017 को शामिल किया गया था।

......

हमारे "पोषण विशेषज्ञ"

मूल टीम: सामग्री और नुस्खा योगदान कर्ता

मृणाल पंडित- मुख्य आहार विशेषज्ञ, नेफ्रोप्लस, फोन # +917981990956

सुनिता राव- वरिष्ठ आहार विशेषज्ञ एनयू अस्पताल, फोन # +919880605442

स्वाति श्रीकांता- सीनियर कंसल्टेंट डाइटीशियन, नेफ्रोप्लस फोन #+919945568977

शालिनी अरविंद- चीफ डाइटीशियन, फोर्टिस हॉस्पिटल्स फोन # +919663379110

उमा माहेश्वरी पीएस - कंसल्टेंट डाइटीशियन फोन # +84938911204बाहरी समर्थन:

डॉ गीता धर्माटी - सलाहकार पोषण विशेषज्ञ, "गीतानुत्री चहील" फोन # +919527552221

नुस्खा योगदान कर्ता

कामना तलरेजा - कॉमसुल्तान डाइटीशियन, ब्लॉगर फोन # +917682800147

डॉ काजल पंड्या येप्थो जीएम ,पोषण एवं आहार विज्ञान मेदांता विभाग - मेडिसिटीफोन # +919810893667शुभा रमेश - वरिष्ठ आहार विशेषज्ञ, रेनबो बच्चोंका अस्पताल फोन # +918861770468 स्वर्गीय विशाल गाधी - सीकेडी रोगी श्रमी देविकाभाई - सीकेडी रोगी वसुंधरा राघवन - लेखिका फोन # + 919867030954

किडनी वॉरियर्स फाउंडेशन द्वारा स्वर्गीय विशाल गाधिया और वसुंधरा राघवन द्वारा विकसित पुस्तक

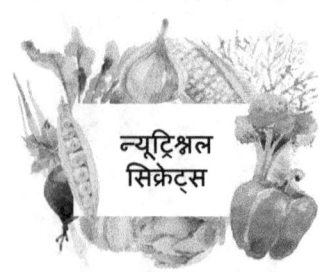

सामग्री:

परिचय - विशाल गढ़िया "न्यूट्रिश्नल सीक्रेट्स " का
उद्देश्य एक रीनल डाइट बाइबल बनना है|

पार्ट1: पोषण की मूल अवधारणा

(हीमोडायलिसिस सेक्शन में विस्तृत पोषण और यह आपके मेटाबॉलिज्म को कैसे प्रभावित करता है इसके बारे में बताया गया है। कार्बोहाइड्रेट, प्रोटीन, फास्फोरस, सोडियम, पोटेशियम, वसा और तरल पदार्थ के भूमिका कि आम जानकारी दी गई है। यह हर स्तर पर बदलता है, यहां तक कि पोस्ट ट्रांसप्लांट के बीच, दवाओं के कारण.)

स्टेज 5 - हीमोडायलिसस

- कार्बोहाइड्रेट, आपकी ऊर्जा बूस्टर
- प्रोटीन, आपका शरीर बिल्डर
- फ्लो चार्ट:प्रोटीन स्पैरिं
- फॉस्फोरस - आहार में जटिलता जोड़ता है
- फ्लो चार्ट: अतिरिक्त फास्फोरस हड्डी को प्रभावित करता है
- सोडियम, "प्रमुख उपद्रवी!"
- पोटेशियम, द किंग
- द फाइबर सागा
- वसा, आपको इसकी जरूरत है!

  फ्लो चार्ट: जब वसा आपके स्वास्थ्य को प्रभावित कर सकता हैं!

  फ्लो चार्ट: ओमेगा 3 और ओमेगा 6 फैटी एसिड
- फ्लुड कंट्रोल" केवल पानी ही नही है"

  # टिप्स - हेमोडायलिसिस के दौरान एक अच्छे आहार के लिए मार्गदर्शक
- **2. स्टेज 1-4: किडनी फंक्शंस का रखरखाव**
- किडनी कार्यों को रखने अच्छा के लिए मार्गदर्शन
- #टिप्स - ESRD को स्थगित करने के लिए एक संतुलित आहार योजना बनाएं

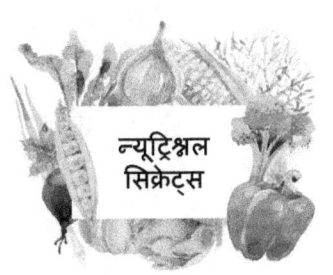

पेरिटोनियल डायलिसिस का चयन (पीडी)

पीडी के लिए आहार आसान है

- पोस्ट ट्रांसप्लांट डाइट
- NODAT का परिचय (न्यू ओन्सेट डाईबीटीज आफ्टर ट्रांसप्लांट)
- फ्लो चार्ट इंसुलिन रेजिस्टेंस
- # टिप्स- स्वस्थ बने रहे एक संतुलित आहार योजना के साथ (पोस्ट ट्रांसप्लांट) के दौरान

 # सभी आहार योजनाएं केवल सेंपल हैं। कृपया अपने विशेष आहार के लिए आहार विशेषज्ञ से सलाह लें।

पार्ट 2: रेसिपी

नाश्ता / स्नेक्स - सूप / रसम- स्वास्थ्य पेय - सलाद - चटनी, रायता और डिप्स-

चावल और चावल के व्यंजन - रोटियाँ और पराठे - दाल, सब्जियाँ और ग्रेवी - मीठे / डीजेट्र्स

नए व्यंजनों को अपडेट किया जाएगा

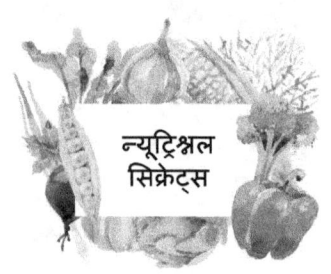

परिचय

आप अलग नहीं हैं।
आप हम सभी की तरह हैं।
आपको खाने की भी जरूरत है।
आपको पीने की भी जरूरत है।

लेकिन आपकी किडनी की हालत आपको बुद्धिमान बताती है।
आपको अपनी सेहत पर नियंत्रण रखने की जरूरत है।
गुर्दे की बीमारी के साथ भी लंबे समय तक जीने के तरीके खोजने के लिए।

आपको बस इतना करना है:
छोटे हिस्सों में खाएं - अच्छी गुणवत्ता वाले प्रोटीन खाएं - कम नमक के साथ खाएं
तेल, वसा और तला हुआ भोजन कम मात्रा में खाएं - सही फल और सब्जियां चुने।
कम वसा वाले डेयरी उत्पादों का आनंद लें - एक दैनिक गुर्दे के अनुकूल मीलप्लान बनाएं!

आपको लगता है कि आप एक बलिदान कर रहे हैं ।
आप वास्तव में एक विकल्प बना रहे हैं ।
एक विकल्प, आराम से जीवन के माध्यम से चलने के लिए!

आपके डायलिसिस आहार के लिए यह छोटा सा गाइड सावधानीपूर्वक योजना के साथ बनाया गया है। यह एक अनुभवी टीम और पूर्ण रूप से समर्पित लोगो जैसे डॉक्टर,हॉस्पिटल ,और किडनी वेरियर की मदद से बनाया गया है | वे किडनी के पोषण विशेषज्ञ / आहार विशेषज्ञ हैं। उनमें से कुछ हमारे फेसबुक एसोसिएट्स हैं, जबकि अन्य इस परियोजना का समर्थन करने वाले अस्पतालों से हैं।

आहार विशेषज्ञ टीम ने संतुलित आहार के उन छिपे रहस्यों के लिए दरवाजे खोलने के लिए एक साथ काम किया, जिन्हें स्टेज 1-5 से सीकेडी वाले लोगों को इसकी आवश्यकता है। टीम ने भोजन खोजने का यह विशाल कार्य किया, जितना आसान हो सकता है। यदि आप कुछ खाने के बारे में उलझन में हैं, तो इस पुस्तक की जांच करें, यह आपका मार्गदर्शन कर सकता है।

यह पुस्तक एक पूर्ण संसाधन नहीं है, लेकिन किसी भी आम आदमी के लिए एक मार्गदर्शक है जो अच्छी तरह से खाने और जीवित रहने के लिए एक तरह से संघर्ष कर रहा है। आपको अभी भी "गुर्दे" आहार विशेषज्ञ के साथ बैठने की आवश्यकता होगी जो आपको अपने शुरुआती चरणों के दौरान विशेष रूप से मार्गदर्शन कर सकता है जब आप अपने आहार की योजना बनाने के लिए संघर्ष कर रहे हैं।

आप अकेले नही हो। हर कोई इस सरल आहार को समझने के लिए संघर्ष करता है, जो जटिल हो गया है क्योंकि आपकी किडनी काम नहीं कर रही है।

अब तक आपने उन कष्टप्रद 'शब्दों को सुना होगा - कम नमक, कम प्रोटीन, कम पोटेशियम, कम फॉस्फो-रस और ऐसे अन्य जो आपकी नींद उड़ा देते हैं।

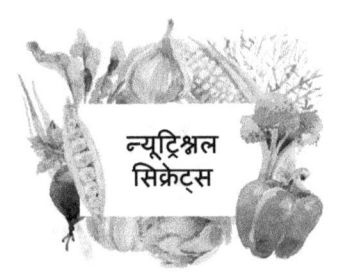

बस याद रखें।

- सोच समझ कर ऐसी सब्जियो का चयन करे जिन्हें आप ज्यादा खा सकते हैं।
- यह 'नमक मुक्त' नहीं है, लेकिन, यह 'कम नमक' वाला है ।
- यदि आप नाश्ते में पर्याप्त प्रोटीन खाया है, तो दोपहर के भोजन में एक छोटा सा हिस्सा ले और देखें कि क्या आपको इसे छोड़ने की आवश्यकता है रात के खाने मे।
- आपका शरीर जल्द ही एक आहार गीत गाएंगे। .
- लेकिन, आपको बुद्धिमता वाला निर्णय लेना है।

आपका दोस्त और मार्गदर्शक

स्वर्गीय विशाल गाधिया

स्टेट को-डिनेटर महारास्ट्रा

मेडिकल इन्फोर्मेस्न वेरिफाइड एंड अपरूव्द बाइ-

डॉ प्रशांत धीरेंदर,

धर्मा किडनी केयर

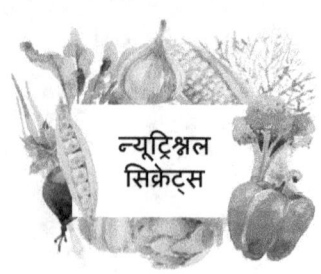

"न्युट्रीसिनल सिक्रेट्स"

एम्स टु बी डाइट बाइबल

पुस्तक के बारे में:

किडनी वॉरियर्स फाउंडेशन ने महसूस किया कि किडनी के रोगियों के लिए दवाओं और चिकित्सा उपचार के साथ पोषण आहार बहुत महत्वपूर्ण है। यदि आपकी रक्त रिपोर्ट मे फास्फोरस का अस्तर ज्यादा आता है, तो कोई इसे अनदेखा नहीं कर सकता है, तो क्या हम कर सकते हैं? इसलिए हमने इस पुस्तक को विकसित किया है ताकि आप जैसे रोगियों को यह समझा सकें कि किडनी रोग आहार का प्रबंधन कैसे किया जाए

इसे एक सहयोगी प्रयास के रूप में लेते हुए, जहां वरिष्ठ, अनुभवी पोषण विशेषज्ञ और आहार विशेषज्ञों ने हमारे आहार विशेषज्ञ स्वर्गीय विशाल गाधिया, जो एक डायलिसिस व्यक्ति थे जिनहे किडनी रोग के आहार पर सत्रह साल का अनुभव था, हम आपके लिए यह अद्भुत पुस्तक ला सकते हैं। लोगों के लिए इसे बहुत आसान बना सकते हैं। जिसके लिए उन्होने एक व्याख्यात्मक प्रवाह चार्ट विकसित किया है । अगर आप इन चार्ट्स को पढ़ने के लिए समय बिताते हैं तो आप सीखेंगे कि कैसे सही प्रकार का भोजन खाने से आप अपने रक्त स्तर और रक्तचाप को सही बनाए रख पाएंगे।

यह पुस्तक एक सरल शैली में लिखी गई है ताकि चिकित्सा शब्द और पोषण शब्दावली को एक और सभी के द्वारा समझा जा सके। एक किडनी रोगी के सुझाव को पढ़ने और उसका पालन करने के रूप में, आप अपने किडनी की स्थिति पर नियंत्रण रखने के लिए पहला कदम उठाएँगे। भारत, अमेरिका, यूरोप और अन्य देशों में कई लोग 20-50 वर्षों से डायलिसिस पर रहते हैं। आप भी ऐसा कर सकते हैं।

तो क्या आप सीखने और प्रबंधन के लिए तैयार हैं?

यह पुस्तक आपको सर्वोत्तम संभव तरीके से सभी तरह का मार्गदर्शन करेगी।

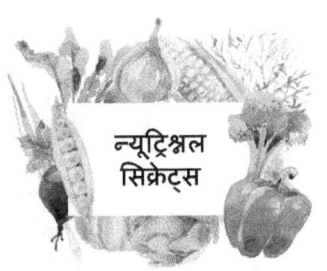

आपका विशेष आहार

जैसे ही आपको बताया जाता है कि आपकी किडनी डायलिसिस शुरू होगी, आपको उसे समझने की आवश्यकता है। यह 'विशेष' आहार क्या है?

मुझे किसी खास डाइट का पालन क्यों करना चाहिए?

यदि मैं आहार का पालन नहीं करुगा तो क्या होगा?

शुरुआती सीख आपको सही रास्ते पर रखेगी और आपको स्वस्थ रखेगी।

हर एक अध्याय आपको पर्याप्त जानकारी देंगे। आपसे अनुरोध है कि पृष्ठों पर सभी फुटनोट पढ़ें। वे आपको संकेत और मार्गदर्शन देंगे। वे उन चीजों के बारे में याद दिलाते रहेंगे जिन्हें आप भूल सकते हैं। जब आप डर जाते हैं, तो ये सुझाव आपको आशा देंगे। आप उन पर विश्वास करें और आप सुरक्षित रहेंगे।

पेज फुटनोट्स: अध्यायों के लिए आपका मार्गदर्शन।

- पानी को सीमित करना कठिन है; लेकिन डॉक्टरों द्वारा सलाह दी जाती है।
- आप कितना पीते हैं, इसका प्रबंधन करें।
- चाय या कॉफी में कम दूध का उपयोग करें; गायों का दूध चुनें।
- एक छोटे गिलास से पानी पीये; तो आप कम पानी पीयेंगे हैं।
- कम नमक वाला खाना, मतलब कम प्यास।
- कम मसाले वाला भोजन = कम नमक = कम पानी का सेवन ।
- कम नमक के साथ घर पर बने सॉस का उपयोग करें ।
- अपने रक्त की रिपोर्ट पढ़ें। खाना खाएं ताकि आपके खून का स्तर सामान्य रहे ।
- कुल प्रोटीन भत्ते में से - अच्छी गुणवत्ता वाले प्रोटीन का बड़ा% हिस्सा लें।
- रोज कम पोटैशियम वाली सब्जियां और फल खाएं ।
- अपने फॉस्फोरस बाएंड्डर को भोजन के साथ जरूर ले ।
- जब आप किसी डिश का चयन करते हैं तो अपनी रक्त रिपोर्ट के बारे में सोचें।
- याद करने की कोशिश करें कि आपने अन्य भोजन के समय क्या खाया है।
- पोटेशियम / फास्फोरस में उच्च होने पर अपने पसंदीदा व्यंजन का एक बहुत छोटा हिस्सा चुनें ।
- आप एक बार के भोजन के लिए अपने योजनाबद्ध भोजन को धोखा दे सकते हैं, लेकिन शीघही अपने योजनाबद्ध आहार पर वापस जाएं ।
- आहार के प्रति लापरवाह होना आपके स्वास्थ्य को खतरे में डाल सकता है।
- आप बुद्धिमान कार्रवाई के साथ अपने भाग्य को नियंत्रित कर सकते हैं ।
- आपका स्वास्थ्य हमारे लिए महत्वपूर्ण है।

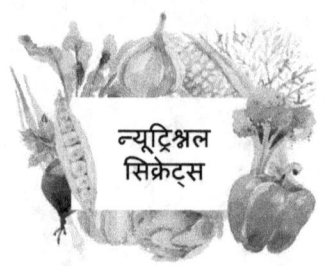

आपका किडनी आहार (पोस्ट ट्रांसप्लांट सहित)

यह पुस्तक आपको पोषक तत्वों को संतुलित करने में मदद करने के लिए विकसित की गई है ताकि आपका शरीर स्वस्थ और मजबूत हो और आप डायलिसिस का सामना कर सकें और एक प्रत्यारोपण को संभाल सकें। एक बार जब आप सलाह का पालन करना शुरू कर देंगे, तो आप जल्द ही सीखेंगे कि अच्छी मात्रा में क्या खाना है, इसलिए आपके पास पोटेशियम, फास्फोरस और सोडियम की सही मात्रा है जिसे आपका शरीर सुरक्षित रूप से संभाल सकता है।

याद रखें - प्रोटीन, सोडियम, फॉस्फोरू एस, पोटेशियम, वसा और फाइबर के अलावा - आपको एंटी-ऑक्सीडेंट पर विचार करने की आवश्यकता है।

अपने डॉक्टर और आहार विशेषज्ञ के संपर्क में रहें। वे दैनिक आधार पर आपके स्वास्थ्य का प्रबंधन करने में आपकी सहायता करेंगे।

(यदि आप अपने डायलिसिस को पेरिटोनियल डायलिसिस में बदलते हैं, तो कृपया इस डायलिसिस के लिए आवश्यक आहार की जाँच करें।)

तथ्य:

आपके किडनी पहले से ही क्षतिग्रस्त हैं और ठीक नहीं हो सकते हैं या पहले की तरह नहीं हो सकते हैं। हालांकि, हेमोडायलिसिस आहार आपको डायलिसिस उपचार और उसके बाद आपको अच्छा महसूस करने में मदद कर सकता है। आपको किडनी प्रत्यारोपण के बारे में अपने डॉक्टर से बात करनी चाहिए।

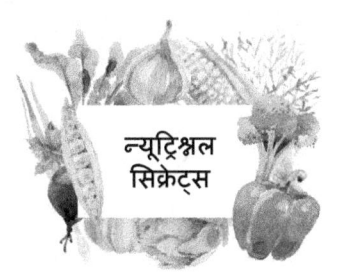

1. स्टेज 5 - हीमोडायलिसिस

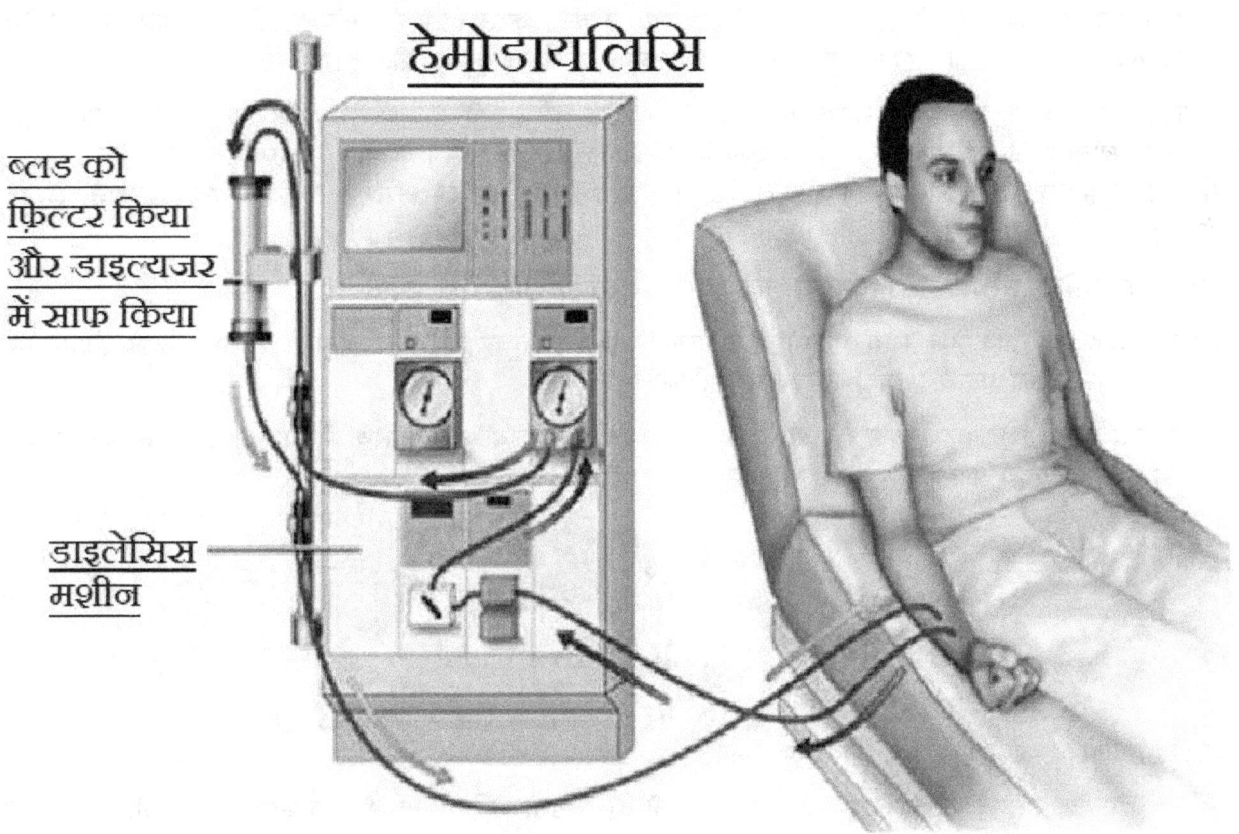

यह खंड आपको पोषण और आपके शरीर में मेटाबोलिज्म के बारे में कुछ विचार देगा - चरणों के लिए 1-5, हीमोडायलिसिस और पेरिटोनियल डायलिसिस।

यह समझने की कोशिश करें कि किडनी की कार्यक्षमता कम होने पर आपका शरीर एक पैटर्न में क्यों व्यवहार करता है। यह महत्वपूर्ण है।

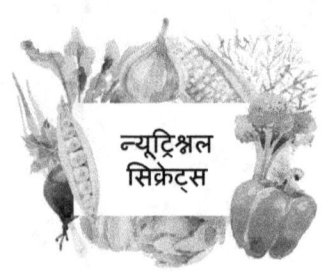

कार्बोहाइड्रेट आपका एनर्जि बूस्टर

कार्बोहाइड्रेट पौधों पर आधारित पोषक तत्व हैं जो अनाज, फल और कुछ स्टार्च युक्त सब्जियों और खाद्य पदार्थों में पाए जाते हैं। आपकी चपाती, चावल, ज्वार, रोटी, पास्ता, जई और सब्जियों के बीच में आपके आलू और रतालू इस श्रेणी में आते हैं।

ये पोषकतत्व कितने मूल्यवान है।

1. कार्बोहाइड्रेट एक ऐसा पोषक तत्व है जो एक सिंपल शुगर में टूट जाता है जिसे 'ग्लूकोज'कहा जाता है। यह एक सिंपल शुगर है जो आपकी ऊर्जा का मुख्य स्रोत है। कार्बोहाइड्रेट आपके शरीर की कोशिकाओं को तत्काल ऊर्जा प्रदान करता हैं। हर एक कोशिका को ठीक से काम करने के लिए ग्लूकोज की जरूरत होती है। आपके मस्तिष्क और रक्त कोशिकाओं को विशेष रूप से ग्लूकोज की आवश्यकता होती है, जो उनकी ऊर्जा का मुख्य स्रोत है।
2. ग्लूकोज प्रदान करने के अलावा, भोजन के साथ कार्बोहाइड्रेट लेने पर ये आपको तृप्ति और संतुष्टि की भावना देता है, और ये पर्याप्त खाना खाने का संकेत दिमाग को देता है। कार्बोहाइड्रेट युक्त भोजन के बाद लगभग 3-4 घंटे तक आपका पेट भरा रहता है। यह अच्छा है क्योंकि जब आपका पेट भरा होता है, तो आपको असमय अन्हेल्दी स्नैक्स खाने की इच्छा नहीं होगी |
3. इसकी रासायनिक संरचना के आधार पर, कार्बोहाइड्रेट सरल या जटिल हो सकते हैं।
4. सरल कार्बोहाइड्रेट प्राकृतिक खाद्य पदार्थों जैसे फलों, सब्जियों, दूध, और दूध उत्पादों में पाए जाते हैं। प्रोसेसिंग और रिफायनिंग से मिला पदार्थ (शुगर) भी इसमे शामिल है|
5. कॉम्प्लेक्स कार्बोहाइड्रेट पूरे अनाज ब्रेड और अनाज, स्टार्चयुक्त सब्जियों और फलियों में पाए जाते हैं। कॉम्प्लेक्स कार्बोहाइड्रेट वाले कई खाद्य पदार्थ फाइबर के अच्छे स्रोत हैं।

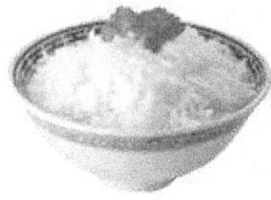

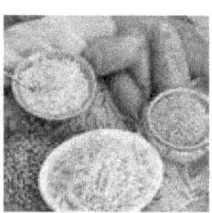

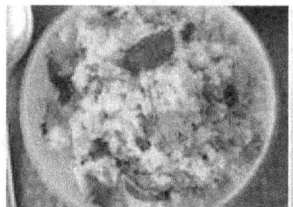

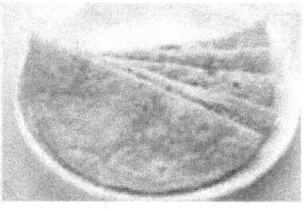

निसंदेह, आपको कार्बोहाइड्रेट की आवश्यकता है!

- प्रत्येक मनुष्य को ऊर्जा की आवश्यकता होती है। किडनी रोगियों को भी एक स्वस्थ जीवनशैली और डायालिसीस के लिए के लिए पर्याप्त कार्बोहाइड्रेट की आवश्यकता होती है|
- कई लोग डायलिसिस के दौरान थकान और कम ऊर्जा महसूस करते हैं। यदि आप सुस्त महसूस करते हैं तो यह कम ऊर्जावाले भोजन के सेवन के कारण होने हो सकता है। पर्याप्त कार्बोहाइड्रेट का सेवन बहुत महत्वपूर्ण है ताकि आपकी ऊर्जा कम न हो। कार्बोहाइड्रेट के अलावा आपको पर्याप्त प्रोटीन भी चाहिए।
    - प्रोटीन और कार्बोहाइड्रेट के सर्वोत्तम संतुलन को प्राप्त करना सीखें। (कृपया ध्यान दे और प्रोटीन फ़्लो चार्ट देखे)
- आप जो खाते हैं और पीते हैं उससे आपके शरीर को ऊर्जा मिलती है। कार्बोहाइड्रेट, प्रोटीन और वसा युक्त भोजन कैलोरी प्रदान करते हैं, जो आपके शरीर द्वारा ऊर्जा का उत्पादन करने के लिए उपयोग किए जाते हैं। किसी भी वयक्ति के आवश्यक कैलोरी की मात्रा उसकी आयु, आकार, लिंग, शारीरिक गतिविधि के स्तर और पोषण स्तर पर निर्भर करती है जिसे रक्त की रिपोर्ट द्वारा प्राप्त किया जाता है|

: प्रबंधित करें कि आप कितना पानी पीते हैं :

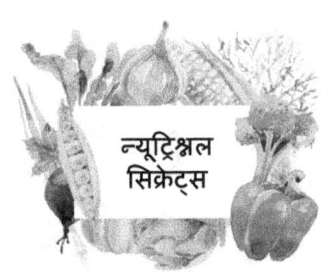

- यदि आप पेरिटोनियल डायलिसिस पर हैं तो आपको आहार के माध्यम से कम कैलोरी की आवश्यकता होगी कैलोरी की मात्रा को डायलीसेट से अवशोषित किया जाएगा|
- आपको पूरे दिन ऊर्जा की आवश्यकता होगी, इसलिए सही मात्रा में कैलोरी को पूरे दिन में खर्च करना चाहिए|

इसलिए संतुलित आहार की आवश्यकता है|

पर्याप्त कार्बोहाइड्रेट,प्रोटीन और फेट

(डायलिसिस पर अच्छी तरह से खाने के तरीके को समझने के लिए कृपया निम्नलिखित सभी पृष्ठ पढ़ें!)

शालिनी अरविंद,

फ़ोर्टिस हॉस्पिटल,बेंगलुरु

ट्रांसलेटर

आहारविशेषज्ञ - तृप्ति वर्मा

प्रोटीन, आपका बॉडी बिल्डर

आपका पहला सवाल डॉक्टर से यह हो सकता है, "क्या मैं प्रोटीन खा सकता हूं?

प्रोटीन को सीमित करने के लिए कहीं सुना है। लेकिन इसका मतलब यह है कि आप अनियंत्रित तरीके से प्रोटीन का सेवन नहीं कर सकते। आपको यह समझने की आवश्यकता है कि हेमोडायलिसिस के दौरान आपको कितने प्रोटीन कि आवश्यकता है।

प्रोटीन 'आपके शरीर के निर्माण करता ' हैं|

आपको प्रोटीन बीन्स, फलियां, दूध और दूध उत्पादों, मछली,अंडे, मांस, मुर्गी पालन, बीज और नट और स्प्राउट्स में मिलेगा। कुछ हद तक यह अनाज, दाल फल और सब्जियों में पाया जाता है, जिसे पौधा-प्रोटीन कहते है।

प्रोटीन की भूमिका बहुत बड़ी है।

- जब आपका खाया हुआप्रोटीन पच जाता है तो यह अमीनो एसिड में टूट जाता है। ये अमीनो एसिड आपके रक्त में अवशोषित हो जाते हैं - फिर इसे आपके शरीर की ज़रूरतों के अनुसार अलग-अलग प्रोटीन बनाने के लिए पुनर्व्यवस्थित किया जाता है। आपके शरीर की मांसपेशियों का निर्माण करने के लिए प्रोटीन की आवश्यकता होती है, जो आपको बीमारियों और संक्रमणों से बचाव के लिये रोगप्रतिरोधग शक्ति बढ़ाने के साथ आपको मजबूत बनाता है।
- प्रोटीन भी कई चयापचय कार्यों को प्रभावी ढंग से करने में मदद करता है। आपकी मांसपेशियों, ऊतकों, कोशिकाओं, रक्त, सभी प्रोटीन से बने होते हैं।

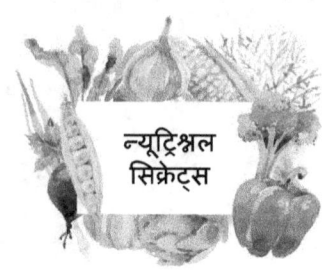

क्या आप जानते है?

आपके शरीर के प्रत्येक कार्य को प्रोटीन की आवश्यकता होती है!

आपके शरीर को पर्याप्त मात्रा में प्रोटीन की आवश्यकता होगी - क्योंकि शरीर प्रोटीन को अमीनो एसिड की लंबी श्रृंखला में तोड़ता है - फिर एक एकल अमीनो एसिड में। नए प्रोटीन बनाने के लिए शरीर की कोशिकाएं इन एमिनो एसिड का उपयोग करती है|

- प्रोटीन आपके ऊतकों की मरम्मत और उपचार करते हैं|
- यह हार्मोन बनाने में मदद करता है|
- यह एंटीबॉडी और एंजाइम बनाता है
- यह एसिड-बेस, फ्लुड और इलेक्ट्रोलाइट्स को संतुलित करने में मदद करता है
- और यह शरीर को ऊर्जा भी प्रदान करता है|

:चाय या कॉफी में दूध कम इस्तेमाल करे: गाय का दूध चुने:

जब आप डायलिसिस करवाते हैं तो आपके प्रोटीन के साथ क्या होता है?

- प्रोटीन का सेवन प्रोटीन अपशिष्ट उत्पादों का निर्माण करेगा। आपके स्वस्थ गुर्दे लाखों नेफ्रॉन का उपयोग करते हैं जो उनके पास हैं, इस कचरे को शरीर से बाहर निकालने के लिए। आपके शरीर का अपशिष्ट पदार्थ मूत्र के माध्यम से शरीर से बाहर निकाल दिया जाता है। अस्वस्थ गुर्दे प्रोटीन के अपशिष्ट पदार्थ को छानने की क्षमता खो देते हैं और यह रक्त में मिलना शुरू कर देता है।
- लेकिन जब आप के गुर्दे के अंतिम चरण की बीमारी तक पहुँचते हैं और डायलिसिस शुरू करते हैं तो स्थिति बदल जाती है। हेमोडायलिसिस की प्रक्रिया में आप लगभग 6-9 ग्राम प्रोटीन खो देंगे। शरीर के सभी सामान्य कार्यों को बनाए रखने और सर्वोत्तम स्वास्थ्य प्राप्त करने के लिए आपको एक औसत व्यक्ति की तुलना में अधिक प्रोटीन की आवश्यकता होगी। प्रोटीन इसलिए आपके गुर्दे के आहार का एक महत्वपूर्ण पहलू बन जाता है|
- पर्याप्त प्रोटीन स्तर प्राप्त करने के लिए:
  1. आपको लीन बॉडीमास और मेटाबोलिज़म को बनाए रखने के लिये प्रोटीन की आवश्यकता होती है||
  2. अच्छा फ्लूड- नियंत्रण
  3. बहुत अच्छा प्रतिरक्षा प्रक्रिया और बेहतर ऊर्जा स्तर
  4. कम भूख के कारण प्रोटीन का स्तर कम हो सकता है और आपको बहुत गंभीर स्वास्थ्य समस्या का सामना करना पर सकता है||। यह आपके स्वस्थया को खतरे में डाल सकता है!!

अपने प्रोटीन को इन-टेक को नियंत्रित रखना सीखे। शॉर्ट-कट आपको नुकसान पहुंचा सकता हैं।

क्या आपको पता है?

प्रत्येक डायलिसिस प्रक्रिया के दौरान आप प्रोटीन खोते हैं। वे शरीर से नष्ट जाते हैं!

तो, आपको अपने भोजन में अधिक प्रोटीन शामिल करना चाहिए!

अब प्रोटीन की वास्तविक मात्रा के लिए

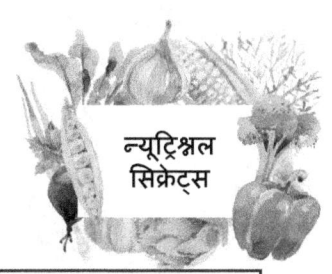

गुर्दे की बीमारी का चरण	प्रतिकिलो वजन के हसिाब से प्रोटीन की जरूरत होती है	60kgs वजन व्यक्तविाले व्यक्तकि के लयि अनुमानति
प्रारंभकि चरण- 1,2 और 3	0.8 ग्राम – अगर आप इतनी मात्रा में प्रोटीन / kg बॉडी वेट लेते हैं तो बीमारी बढ़ने की अवधबिढ़ जाएगी	लगभग 50 gm प्रोटीन पूरे दनि के भोजन मे वभिाजति करे
हेमोडायलसिसि पर	1.2-1.3gms	लगभग 72-80 gm प्रोटीन पूरे दनि के भोजन मे वभिाजति करे
पेरटिोनयिल डायलसिसि पर	1.2-1.5gms	लगभग 72-90 gm प्रोटीन पूरे दनि के भोजन मे वभिाजति करे

अपने शरीर के वजन की जाँच करें और अपने प्रोटीन की मात्रा कि मूल्यांकन करे।

<u>प्रोटीन और कुपोषण को कैसे समझें?</u>

अब आप जानते हैं कि प्रोटीन आपके शरीर के लिए कितना महत्वपूर्ण है। यदि आप कम प्रोटीन खाते हैं तो आपको पोषण कम मिलेगा। धीरे-धीरे आप कुपोषित हो जाएंगे और आपका स्वास्थ्य खतरे में पड़ जाएगा। यदि आपका शरीर सही मात्रा में कार्बोहाइड्रेट + पूर्ण प्रोटीन की मात्रा से वंचित महसूस करता है, तो इसका मतलब है कि आप कुपोषित है।

<u>सुरक्षित क्षेत्र - उपाय:</u>

जब आपको पर्याप्त प्रोटीन लेने के लिए कहा जाता है तो इस सुझाव को गंभीरता से लें। यहाँ सीखने के अलावा, कृपया अधिक विशिष्ट जानकारी के लिए आहार विशेषज्ञ से बात करें। जो आपको एक स्पष्ट मार्गदर्शन देंगे।

- एक आहार विशेषज्ञ ही आपको बता सकती है कि आपके शरीर को स्वस्थ रहने के लिए वास्तव में कितने प्रोटीन की आवश्यकता है, इस पर मार्गदर्शन कर सकते है। प्रत्येक व्यक्ति की ज़रूरतें अलग हैं। प्रोटीन के सर्वोत्तम स्रोतों वाले खाद्य पदार्थ जिन्हें आप पसंद करते हैं उन्हें चुना जा सकता है ताकि आपको आवश्यक अमीनो एसिड पर्याप्त मात्रा में मिलें।
- आपका आहार विशेषज्ञ आपके स्वास्थ्य पर आपके आहार के प्रभाव और आपके स्वास्थ परिस्थिति के अनुसार में बदलावों का ध्यान रख सकते है।
- कैलोरी और प्रोटीन की आवश्यक मात्रा का सेवन भी उतना ही महत्वपूर्ण है।

:छोटे ग्लास से पानी पिए:ताकि आप कम से कम पानी पिए:

असुरक्षित क्षेत्र - समस्याएं:

- आपको नहीं पता चलेगा कि प्रोटीन-ऊर्जा कुपोषण की कहानी कहां से शुरू होगी।
- सीकेडी के साथ यह बहुत तेजी से विकसित होगा और आपको ये एक बहुत ही गंभीर अवस्था में ले जा सकता है|
- डायलिसिस कि उपचार शुरू कराने वाले सभी रोगियों में से 40% पहले से ही कुपोषित हैं|
- 20% -60% मरीज कुपोषण के शिकार हो जाते है हेमोडायलिसिस कराने के बाद|
- दोनों ही सूरत में (डायलिसिस पर या बिना डायलिसिस) अगर प्रोटीन-एनर्जि कुपोषण के कारण हृदय मृत्यु कि दर बढ़ जाती है|
- इसलिए, आपको आवश्यक मात्रा में कैलोरी और प्रोटीन का उपभोग करने की आवश्यकता है। दोनों ही हमारे स्वस्थ जीवन के लिए महत्वपूर्ण हैं|

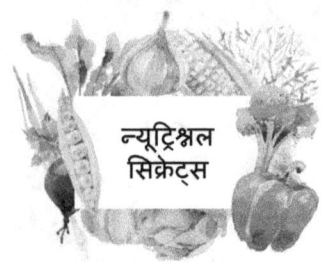

प्रोटीन-फ़ाइंडर

मानव शरीर का 75% हिस्सा प्रोटीन से बना है। प्रोटीन आपके शरीर कि मांसपेशियो कि मरम्मत, चोट से ठीक और रक्तस्राव के संक्रमण को रोकने में सहायता करता है। प्रोटीन 20 अमीनो एसिड की श्रृंखला से बना होता है जो आपको स्वस्थ रखने में सहायता करता है।

- इन अमीनो एसिड के 11 ग्यारह आपके लिवर द्वारा निर्मित होते हैं|
- नौ आवश्यक" अमीनो एसिड भोजन से आते हैं।

जब किसी भोजन में सभी नौ आवश्यक अमीनो एसिड होते हैं, तो इसे "पूर्ण" प्रोटीन भोजन माना जाता है।

पूर्ण प्रोटीन: अधिकांश पशु आधारित, डेयरी और पोल्ट्री

- पनीर,अंडा,मछली,लाल मांस, दूध और मुर्गी इसमे शामिल है।
- सोयाबीन और सोया से बने कई उत्पादों को भी पूर्ण प्रोटीन माना जाता है।

अन्य: प्रोटीन पौधे आधारित

- अनाज, फलियां, नट और बीज अधूरे प्रोटीन माने जाते हैं|
- अधिकांश पौधों पर आधारित प्रोटीन में अमीनो एसिड कि संख्या कम होती है|

पूरा प्रोटीन + अन्य प्रोटीन = आपके प्रोटीन की जरूरत को पूरा करेगा।

- शाकाहारी: यदि आप शाकाहारी हैं और किडनी की बीमारी है - तो आपके आहार विशेषज्ञ आपको आपके शरीर की आवश्यकताओं को पूरा करने के लिए विभिन्न पौधों और शाकाहारी स्रोतों का सबसे अच्छा संयोजन देंगे। इसलिए किडनी के आहार में एक संतुलित, पूर्ण प्रोटीन भोजन करना जरूरी हैं।

भोजन में नमक कम, तो कम प्यास लगती है:

प्रोटीन- स्पेरिंग प्रभाव

प्रोटीन-कार्बोहाइड्रेट के बीच संबंध

प्रोटीन- स्पेरिंग प्रभाव

आप पहले ही पढ़ और समझ चुके हैं कि आपको पर्याप्त कार्बोहाइड्रेट और प्रोटीन खाने की आवश्यकता है। आप यह भी जानते हैं कि डायलिसिस पर आपको आदर्श रूप से कितने प्रोटीन का उपभोग करना चाहिए।

आप यह भी जानते हैं कि प्रोटीन को आपके शरीर को प्रोटीन के रूप में अन्य जीवन-सहायक भूमिकाओं के निर्माण, ऊतकों और मांसपेशियों की मरम्मत और एंटीबॉडी और एंजाइम बनाने के लिए आवश्यक है। इसलिए आपके स्वास्थ्य को बनाए रखने में प्रोटीन की महत्वपूर्ण भूमिका होती है।

लेकिन आपके लिए नई जानकारी यह है: यदि आप पर्याप्त कार्बोहाइड्रेट का उपभोग नहीं करते हैं, तो आपकी ऊर्जा की जरूरतों को पूरा करने के लिए कुछ मूल्यवान प्रोटीन ऊर्जा मे परिवर्तित हो जाएंगे। यह प्रोटीन-बख्शते प्रभाव के रूप में समझाया गया है। कृपया ध्यान दें कि यह आपके स्वास्थ्य पर नकारात्मक प्रभाव डालेगा।

यह महत्वपूर्ण है कि आपके द्वारा खाया गया प्रोटीन का उपयोग "प्रोटीन के काम" के लिए किया जाय,नाकि इसका उपयोग ऊर्जा के स्रोत के रूप में "कार्बो-हाइड्रेट्स के काम" के लिए।

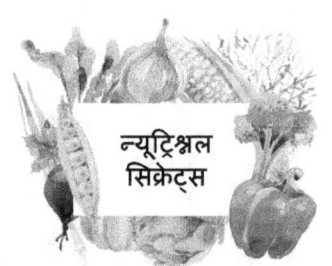

आपको अपने शरीर की जरूरतों को पूरा करने के लिए हर दिन प्रोटीन खाने की जरूरत है। प्रोटीन आपके शरीर में कार्बोहाइड्रेट और फेट की तरह जमा नहीं होते हैं। जीवन की गुणवत्ता में सुधार और अपने शरीर कि क्षमता को बढ़ाने के लिए आपको संतुलित आहार के साथ सभी पोषक तत्वों की मात्रा पर्याप्त लेनी चाहिए।

एक मामला जो आप इसे समझने में असमर्थ हैं, एक आहार विशेषज्ञ की सलाह लें।

शालिनी अरविंद,
फ़ोर्टिस हॉस्पिटल,बेंगलुरु
ट्रांसलेटर
आहारविशेषज्ञ - तृप्ति वर्मा

कम मसाले वाला भोजन = कम नमक = कम पानी का सेवन

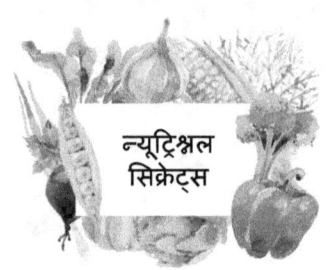

कुपोषण से बचाव
(भोजन में पर्याप्त मात्रा में कार्बोहाइड्रेट और प्रोटीन शामिल करें)

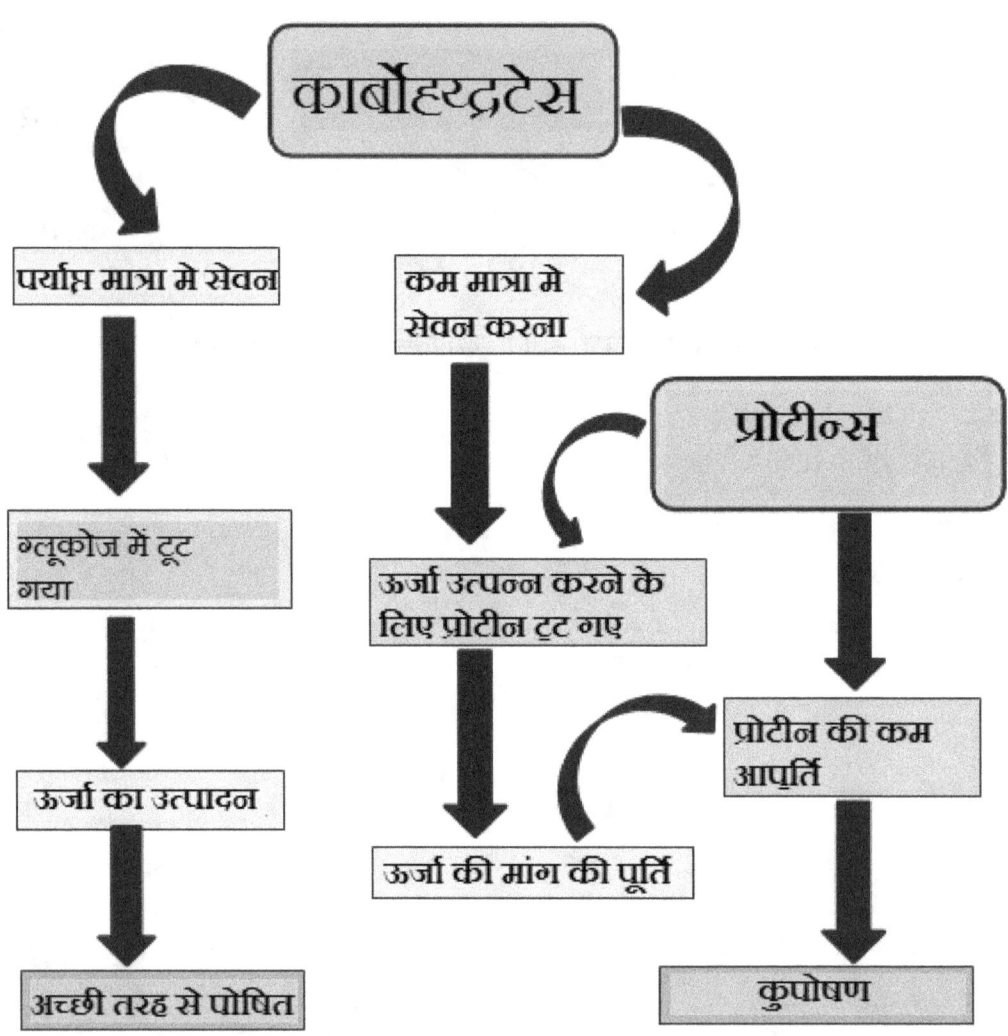

कम नमक के साथ घर पर बने सॉस का उपयोग करें

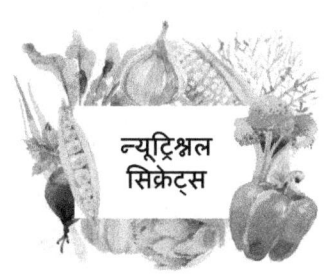

फास्फोरस - आहार में जटिलता जोड़ता है

आपके अंदर फास्फोरस है। इस खनिज का अधिकांश हिस्सा हड्डियों में मौजूद होता है। कैल्शियम के साथ-साथ फास्फोरस की जरूरत होती है:

- स्वस्थ हड्डी और दांतों के लिए
- पीएच संतुलन (एसिड / क्षारीय संतुलन) बनाए रखने के लिए
- हार्मोन का उत्पादन करने के लिए जो शरीर में विभिन्न अन्य कार्यों के लिए ऊर्जा बनाता है।

आपको पौष्टिक आहार से भरपूर फास्फोरस मिलता है, क्योंकि यह कई खाद्य पदार्थों में स्वाभाविक रूप से पाया जाता है। सामान्य कामकाजी गुर्दे अतिरिक्त फास्फोरस को हटाते हैं और रक्त में कैल्शियम और फास्फोरस को संतुलित रखते हैं। डायलिसिस पर, अतिरिक्त फास्फोरस को हटाया नहीं जा सकता है। सीमा के भीतर अपने फास्फोरस को रखना अच्छा है। (अपने खून की जाँच का परिणाम देखते रहे)

स्टेज	रक्त में फास्फोरस का स्तर
सामान्य स्वास्थ	2.5 to 4.5 mg/dl
स्टेज 3 और 4 ऑफ सीकेडी	2.7 to 4.6 mg/dl
स्टेज 5 और डायालिसीस	3.5 to 5.5 mg/dl

(स्रोत: द नेशनल किडनी फाउंडेशन, यूएसए)

डायलिसिस रोगियों के लिए आदर्श फास्फोरस का स्तर: 3.5- 5.5 मिलीग्राम / डीएल श्रेणी।

CKD परिदृश्य:

जब आपके गुर्दे रक्त से फास्फोरस को हटाने और मूत्र के माध्यम से अतिरिक्त फास्फोरस को निकाल पाने में असमर्थ होते हैं तो यह हाइपरफॉस्फेटेमिया (रक्त में फास्फोरस के उच्च स्तर) को जन्म दे सकता है। यह समस्या बदतर हो जाती है क्योंकि सीकेडी 3-4 या स्टेज 4-5 से आगे बढ़ता है।

कुछ खाद्य पदार्थ - फास्फोरस में उच्च

मीट

फास्ट फूड

चीज़

दूध

बीज

डिब्बाबंद मछली

कोला

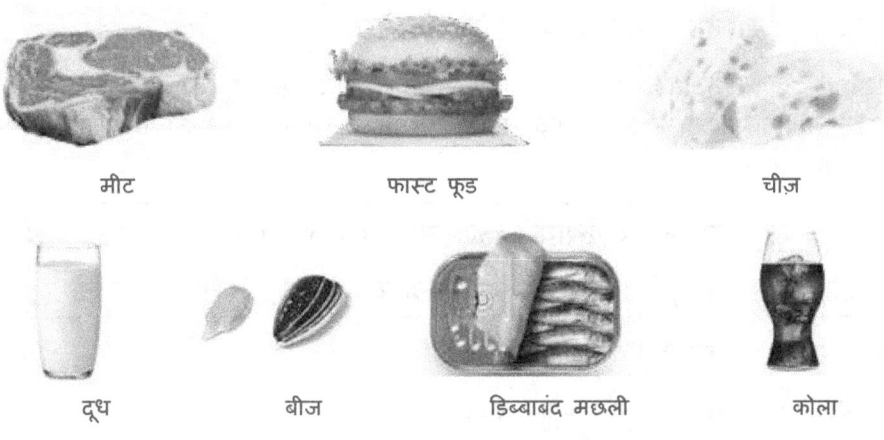

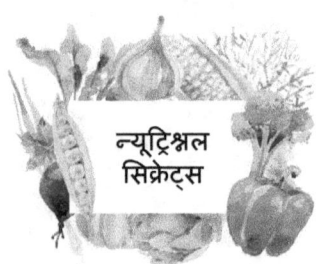

फास्फोरस, कैल्शियम, विटामिन डी और पैराथायराइड हार्मोन कैसे संबंधित हैं

सीकेडी में क्या होता है?

फास्फोरस, कैल्शियम, विटामिन डी और पैराथाइरॉइड हार्मोन (PTH) आपके रक्त में फास्फोरस के स्तर को नियंत्रित करने के लिए किडनी के साथ प्रक्रिया करते हैं।

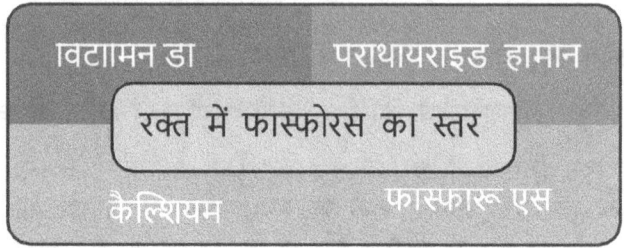

जब आपकी किडनी फेल हो जाती है, तो यह प्रक्रिया बाधित हो जाती है।

इसका प्रभाव क्या है?

समस्या 1: खनिज अस्थि विकार

- किडनी अतिरिक्त फास्फोरस को नहीं निकाल सकती है।
- रक्त में अधिकता रहती है और फास्फोरस कैल्शियम के साथ बंध जाता है। तो रक्त कैल्शियम गिरता है।
- रक्त में इसकी अधिकता रहती है और फास्फोरस कैल्शियम के साथ बंध जाता है। तो रक्त में कैल्शियम मात्रा कम हो जाती है।

  रक्त में कम कैल्शियम का स्तर पैराथायराइड ग्रंथियों (गर्दन में चार छोटे ग्रंथियों) को बनाता है अधिक पीटीएच बनाता है।
- इसलिए, यह कैल्शियम को हड्डी से रक्त में खींच लेता है।
- अब, बहुत अधिक पैराथायराइड हार्मोन शरीर में है और इससे आपकी हड्डियां कमजोर हो सकती हैं। वे आसानी से टूट सकते हैं।
- इसलिए यह खनिज अस्थि विकार (MBD) को जन्म दे सकता है।

समस्या 2: विटामिन डी भी "खनिज हड्डी विकार" में शामिल

स्वस्थ किडनी विटामिन डी को कैल्सिट्रिऑल नामक सक्रिय हार्मोन में बदल सकते हैं। यह आंतों से रक्त में अधिक कैल्शियम अवशोषण में मदद करता है। लेकिन सीकेडी में यह संभव नहीं है। इसलिए कैल्शियम आंतों से पर्याप्त रूप से अवशोषित नहीं होता है और हड्डियों को कमजोर कर सकता है।

> उच्च फास्फोरस और कैल्शियम का स्तर भी रक्त वाहिकाओं, फेफड़ों,आंखो और हृदय में कैल्शियम जमा करता है यह प्रक्रिया खतरनाक होता है|

इसलिए कृपया अपने फॉस्फोरस को सामने के पैर पर रखें

इसलिए कृपया अपने फॉस्फोरस के लेवल का हमेशा ध्यान रखे|

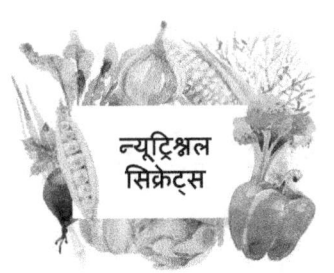

- अपने फास्फोरस के स्तर को सामान्य रखने के लिए अपने आहार और दवाओं का ध्यान रखे |
- अपना भोजन बुद्धिमानी से चुनें। मांस, पोल्ट्री, मछली, नट्स, बीन्स और डेयरी उत्पादों जैसे प्रोटीन युक्त खाद्य पदार्थों में फास्फोरस अधिक मात्रा में पाया जाता है।
- जान लें कि पशु खाद्य पदार्थों में पाए जाने वाले फास्फोरस को पोधों में पाये जाने वाले फास्फोरस की तुलना में अधिक आसानी से अवशोषित किया जाता है|

उच्च फास्फोरस खाद्य पदार्थ:

डेयरी	दूध, पनीर, दही, आइसक्रीम और अन्य प्रसंस्कृत डेयरी
अनाज	चोकर, ब्राउन राइस, लाल चावल, साबुत अनाज, मसूर,
नाश्ता	नट, बीज, चॉकलेट, पिज्जा, फास्ट फूड और तुरंत खाने के लिए तैयार होने वाला खादयपदार्थ
पेय	बोतलबंद पेय, बियर, कोला, दूध आधारित कॉफी, कोको उत्पाद
सब्जियों	एवोकाडो, आलू
पशु प्रोटीन	प्रोसेस्ड़ मांस, अंग मांस, मछली के कुछ प्रकार, और पोल्ट्री।

हालांकि डायलिसिस के दौरान सफेद(मेडा) आपके लिए बेहतर है। मैदा में "कम पोषण मूल्य" है। आपको अच्छे पोषण की आवश्यकता है + कुछ फाइबर जो गेहूं की में होता है|

यदि आप शाकाहारी हैं तो दाल आपके प्रोटीन का मुख्य स्रोत है। इसलिए आप अपने आहार में फास्फोरस को कम करने के लिए उनसे पूरी तरह से बच नहीं सकते हैं।

शानदार टिप्स:

अपने फास्फोरस को नियंत्रित करने के लिए:

- चोकर को निकालने के लिये छलनी का उपयोग करे।
- बिना छिलकेवाली दाल का अधिक उपयोग करें और पूरे दाल का कम।

  (अधिक बार दाल और कम राजमा, चन्ना और ऐसे अन्य)
- प्रोसेस्ड डेयरी से बचें, लेकिन दूध और दही का इस्तेमाल उचित मात्रा में करें

कम फास्फोरस खाद्य पदार्थ:

डेयरी	कम वसा वाला दूध (गाय का दूध), कम वसा वाला दही
अनाज	सफेद चावल, पास्ता, चावल नूडल्स, सूजी, सेंवई, पोहा
नाश्ता	सेब, गाजर के टुकड़े, खीरा, मुरमुरा भेल, फूला हुआ चावल
पेय	ब्लैक कॉफी, कम वसा वाले दूध वाली चाय, कम वसा वाला दूध
सब्जियों	मूली, हरी सेम, पत्तागोभी, बैंगन, फूलगोभी, प्याज, सलाद पत्ता
पशु प्रोटीन	अंडे की सफेदी, कुछ मछलियां

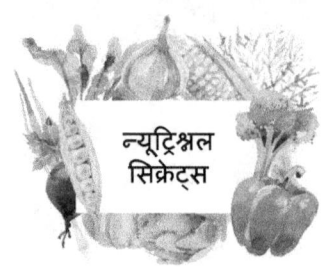

खाने की मात्रा मायने रखता है!

उच्च फास्फोरस वाले भोजन का सेवन कम मात्रा में कम करने से फास्फोरस का मुल्य कम हो जाएगा ऐसा देखा गया है। बड़े हिस्से में कम फास्फोरस वाले भोजन का सेवन करने से आपके भोजन में फास्फोरस का कुल मूल्य बढ़ जाएगा।

- अपने डॉक्टर की सलाह के आधार पर आहार विशेषज्ञ से मार्गदर्शन लें।
- अपने आहार विशेषज्ञ को एक प्रतिक्रिया दें यदि आपके रक्त का स्तर अभी भी सीमा के भीतर नहीं है।
- पोर्सन साइज़ को समझें।

आपका "ट्रम्प कार्ड!"

फॉस्फेट बाइंडर्सः डॉक्टर आपको खाने और नाश्ते के साथ लेने के लिए फॉस्फेट बाइंडर नामक दवा दे सकते है। यह दवा आपके शरीर को आपके द्वारा खाए जाने वाले खाद्य पदार्थों से अवशोषित फास्फोरस की मात्रा को नियंत्रित करने में मदद करेगी।

कुछ फॉस्फेट बाइंडर में कैल्शियम भी होता है, जबकि अन्य में नहीं होता है। आपको केवल फॉस्फेट बाइंडर लेना चाहिए जो आपके डॉक्टर या आहार विशेषज्ञ द्वारा आदेश दिया गया है।

छिपे हुए फास्फोरस :

आज, फॉस्फोरस को एक परिरक्षक (अकार्बनिक फॉस्फोरस) के रूप में भोजन में मिलाया जाता है।फास्ट फूड जैसे खाद्य पदार्थ, डिब्बा बंद खाद्य पदार्थ, डिब्बाबंद और पेय पदार्थ, इनहेसेड़ मीट, और अधिकांश प्रसंस्कृत खाद्य पदार्थ खाने के लिए लोकप्रिय है। इस तरह के खाद्य पदार्थ से फास्फोरस पूरी तरह से शरीर मे अवशोषित हो जाता है।

बेस्ट टिपः डिब्बाबंद, प्रोसेस्ड और तैयार खाद्य पदार्थों से बचने की कोशिश करें।

इस तरह के खाद्य सामग्री को अच्छे से देखे और खरीदने से बचे|

फॉस्फोरिक एसिड	सोडियम पॉलीफॉस्फेट
पायरोफॉस्फेट	सोडियम ट्राइपॉलीफॉस्फेट
पॉलीफॉस्फेट	ट्राइकैल्शियम फॉस्फेट
हेक्सामेटाफॉस्फेट	ट्राइसोडियम फॉस्फेट
डिकैल्शियम फॉस्फेट	सोडियम फॉस्फेट
मोनोकैल्शियम फॉस्फेट	टेट्रासोडियम फॉस्फेट
एल्यूमीनियम फॉस्फेट	

सुनीता राव

एनयू हॉस्पिटल, बंगलुरु

ट्रांसलेटर - तृप्ति वर्मा

(आहार विशेषज्ञ)

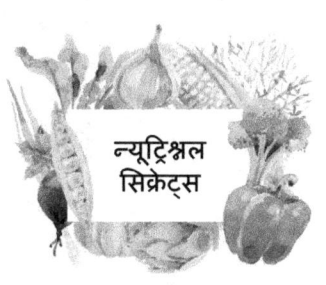

CALCIUM - PHOSPHORUS CORRELATION

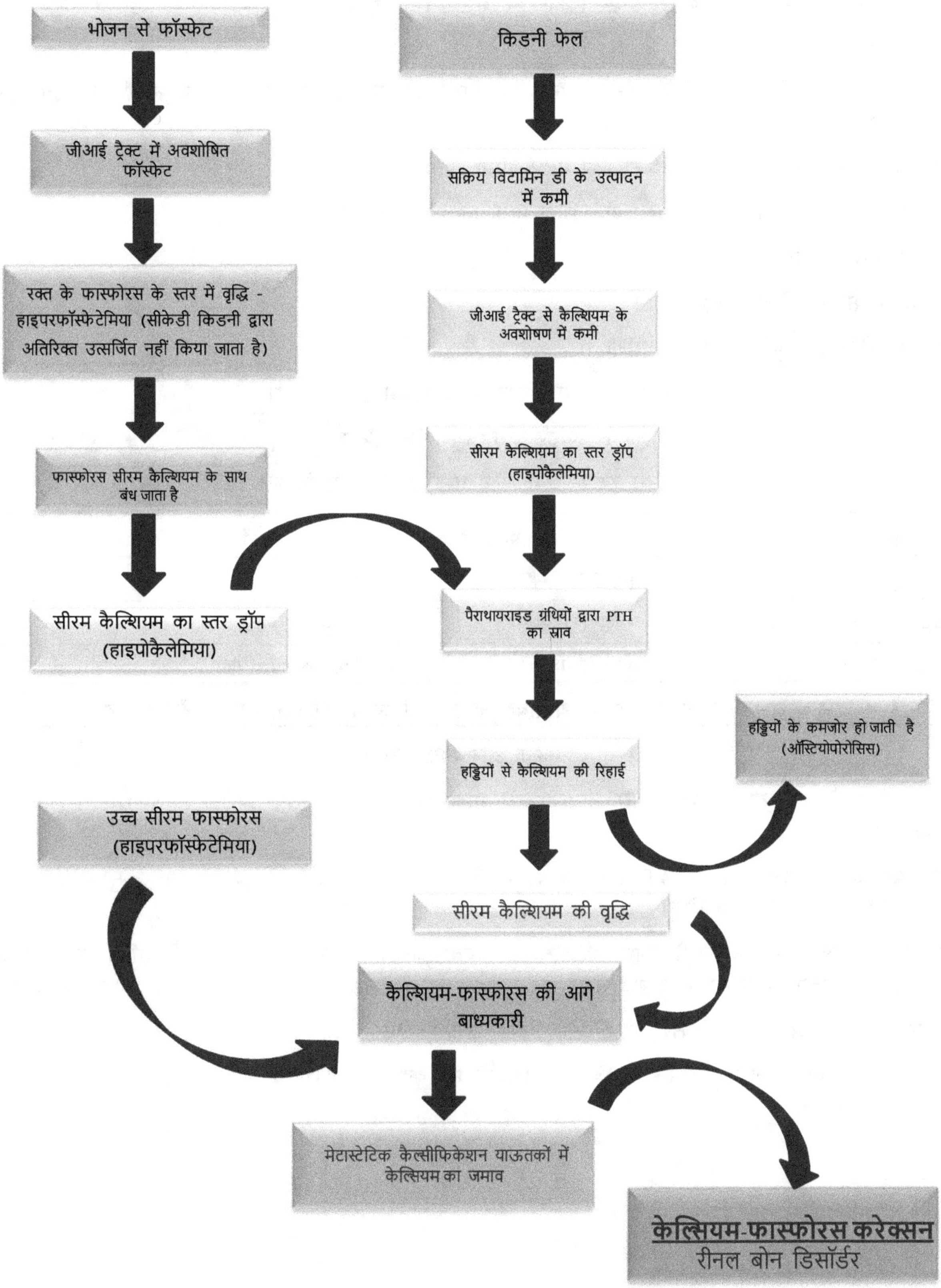

```
भोजन से फॉस्फेट                          किडनी फेल
      ↓                                      ↓
जीआई ट्रैक्ट में अवशोषित              सक्रिय विटामिन डी के उत्पादन
      फॉस्फेट                              में कमी
      ↓                                      ↓
रक्त के फास्फोरस के स्तर में वृद्धि -    जीआई ट्रैक्ट से कैल्शियम के
हाइपरफॉस्फेटेमिया (सीकेडी किडनी द्वारा    अवशोषण में कमी
अतिरिक्त उत्सर्जित नहीं किया जाता है)
      ↓                                      ↓
फास्फोरस सीरम कैल्शियम के साथ          सीरम कैल्शियम का स्तर ड्रॉप
      बंध जाता है                         (हाइपोकैलेमिया)
      ↓                     ↘                ↓
सीरम कैल्शियम का स्तर ड्रॉप           पैराथायराइड ग्रंथियों द्वारा PTH
   (हाइपोकैलेमिया)                         का स्राव
                                             ↓
                                                       हड्डियों के कमजोर हो जाती है
                                                           (ऑस्टियोपोरोसिस)
                                   हड्डियों से कैल्शियम की रिहाई
                                             ↓                    ↗
उच्च सीरम फास्फोरस                  सीरम कैल्शियम की वृद्धि
  (हाइपरफॉस्फेटेमिया)
              ↘                              ↓           ↙
                    कैल्शियम-फास्फोरस की आगे
                         बाध्यकारी
                              ↓                         ↘
           मेटास्टेटिक कैल्सीफिकेशन याऊतकों में
                 कैल्शियम का जमाव
                                                    कैल्शियम-फास्फोरस करेक्शन
                                                       रीनल बोन डिसॉर्डर
```

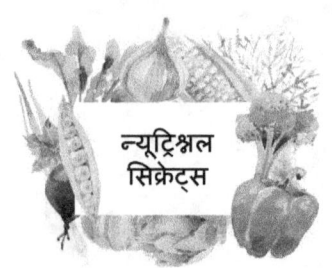

पहली बातों में आपके नेफ्रोलॉजिस्ट आपको बता देंगे, "आपका सोडियम देखने के लिए !"

यह आपके आहार के लिए प्रारंभिक बिंदु बन जायेगा और यह तय करेगा कि डायलिसिस पर आप कितनी अच्छी तरह से होंगे।

जब किडनी के काम करने की क्षमता धीमी होने लगती है या आपकी किडनी ठीक से काम नहीं करती है, तो अतिरिक्त सोडियम शरीर में ही एकठ्ठा होने लगता है।

- आप प्यास महसूस करेंगे और अधिक तरल पदार्थ पीना चाहेगे ।
- अधिक तरल पदार्थ का मतलब, शरीर में अधिक पानी का जमा होना ।
- रक्तचाप बढ़ जाएगा ।
- आपको सांस लेने में कठिनाई होगी ।
- यह सब दिल और गुर्दे पर तनाव डालेगा ।

कार्रवाई: अपने आहार में सोडियम सीमित करें।

आपके डॉक्टर द्वारा अनुशंसित दैनिक भत्ता

(स्थिर स्वास्थ्य के लिए पूरी मात्रा का आनंद लें)

सामाग्री	सोडियम की अनुमति	सोडियम में नमक की मात्रा
सोडियम	1.6 gms – 2gms	-
नमक में सोडियम होता है	2.5gms sodium	5gms (1tsp)
	So - 2gms	4gms (3/4thtsp)
3/4 चम्मच नमक ले लो: नाश्ता, मध्य सुबह नाश्ता, दोपहर का भोजन, नाश्ता और रात का खाना		

नमक और सोडियम:

- नमक में सोडियम होता है। नमक और सोडियम की मात्रा पर पहुंचने के लिए उपरोक्त तालिका देखें। मात्रा में अंतर पर ध्यान दें।
- आप पूरे दिन के लिए 4grm(3/4Tsp) नमक का सुरक्षित सेवन कर सकते हैं - नाश्ते, मध्य सुबह, दोपहर का भोजन, नाश्ता और रात के खाने के लिए।
- सोडियम पर सर्वोत्तम नियंत्रण के लिए, प्रतिदिन सुबह एक छोटे से बॉक्स में नमक की निर्धारित मात्रा को मापें। अपने भोजन में पूरे दिन केवल इस मापे गए नमक का उपयोग करें (भोजन नमक के बिना पकाया जाना चाहिए)।
- नमक के दैनिक मात्रा का पूरी तरह से उपयोग किया जाना चाहिए।
- आपको नमक प्रतिबंधन की जरूरत है; बिल्कुल नमक खाना बंद करने की नहीं

सुझाव:

1. पहले चरण: (सुझाव जो मदद करेंगे)

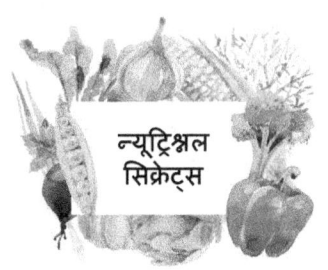

- आम नमक का उपयोग करें।
- हर सुबह, अपने 3/4thtsp नमक को मापने और इसे अलग रखें । मानसिक रूप से योजना बनाए की कितना किस भोजन में जाना होगा ।
- अपने हिस्से में जोड़ने के लिए थोड़े से पानी में नमक मिलाएं ताकि यह "नमक-पानी" बन जाए।
- नमक डालने से पहले परिवार के लिए पकाए गए भोजन से अपने हिस्से को हटा दें।
- अपने "नमक-पानी" से अपने पकवान में नमक जोड़ें

2. छोटे उपाय

- हर सुबह दिन के लिए अपने भोजन की योजना बनाएं।
- आप घर पर या स्कूल/काम पर क्या खाएंगे।
- घर पर गर्म भोजन कम नमक के साथ हो सकता है, लेकिन बाद में खाने के लिए ले जाने में थोड़ी अधिक आवश्यकता हो सकती है
- जब आप दिन की डाइट प्लान करते हैं तो आप कम सोडियम, ज्यादा पौष्टिक, रिच फाइबर स्नैक्स जैसे फल या सलाद खाने की कोशिश कर सकते हैं। बिना योजना के आप अस्वस्थ स्नैक्स ज्यादा खा सकते है ।
- भोजन के समय नींबू की कुछ बूंदें - यदि गर्म खाने में इसे डाला जाता है, तो भोजन को स्वादिष्ट बना देगा और कम नमक संभव होगा।
- अपने भोजन में पुदीना और ऐसी जड़ी बूटियों को शामिल करें ताकि कम नमक को प्रबंधित किया जा सके
- प्याज पाउडर, लहसुन पाउडर, सफेद मिर्च की तरह मसालों का उपयोग करके कम नमक इस्तेमाल किया जा सकता है|

1. अच्छी आदतें

अपने रक्तचाप को प्रबंधित करने के लिए, कम नमक के साथ भोजन करना सीखना हमेशा उपयोगी होता है

- हमेशा नमक के बिना चावल और रोटी खाएं। इसका स्वाद अच्छा है
- अपने आहार विशेषज्ञ द्वारा अनुशंसित भागों में, नाश्ते के समय सलाद और फलों को फिट करने की कोशिश करें। कम पोटेशियम वाले फल और सब्जियों का सेवन करे।
- खाद्य लेबल का अध्ययन करें - आपको पता होना चाहिए कि इसमें उच्च सोडियम, पोटेशियम और चीनी है या नहीं। यदि कोई अतिरिक्त फल केंद्रित, संरक्षक हैं तो बचें। यदि प्रति 100 ग्राम सोडियम सामग्री अधिक है तो कृपया इसका सेवन करने से परहेज करें।

खाद्य एवं औषधि प्रशासन, संयुक्त राज्य अमेरिका की सिफारिश है कि सोडियम के लिए स्वीकार्य सीमा इस प्रकार हैं:

लेबल	इसका क्या मतलब है
कम सोडियम	< 140 मिलीग्राम सोडियम प्रति सर्विंग आकार
बहुत कम सोडियम	< 35 मिलीग्राम सोडियम प्रति सर्विंग आकार
सोडियम मुक्त	< 5 मिलीग्राम सोडियम प्रति सर्विंग आकार
कम सोडियम	एक सामान्य सेवारत आकार की तुलना में 25% कम सोडियम होता है।

भारत में सभी डिब्बाबंद खाद्य पदार्थों में लेबल नहीं होते हैं। इसमें कई स्नैक्स और नमकीन शामिल हैं, जो स्थानीय विक्रेताओं से सुरक्षित हैं। इसलिए मरीजों को हमारी सलाह है कि सभी प्रोसेस्ड, पैकेज्ड और खाने के लिए तैयार खाने से बचें। जहाँ उपलब्ध हो,

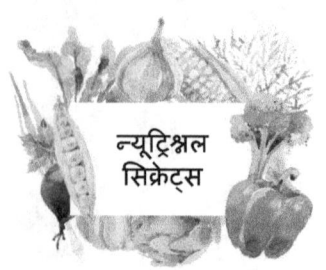

न्यूट्रिश्नल
सिक्रेट्स

पोषण संबंधी लेबल पढ़ें। कुछ छोटे / कुटीर उद्योग चटनी पाउडर, मसाला पाउडर जैसे मसालों की ज़रूरतों को पूरा करते हैं। इनमें सोडियम के अप्रत्याशित स्रोत हो सकते हैं।

याद रखें: कम सोडियम उत्पाद के छोटे सर्विंग्स कुल सोडियम सेवन में वृद्धि करेंगे। यानी इसमें सोडियम की खपत ज्यादा होगी।

1. जीवन परिवर्तन

कुछ खाद्य पदार्थों को पीछे छोड़ दिया जाना चाहिए, जब तक आप अपने स्वास्थ्य में सुधार नहीं कर लेते और अपने आहार विशेषज्ञ से अनुमति नहीं लेते। जब आप कुछ छोड़ देंगे, तो आप मामूली खाने के लिए सीखेंगे। आहार पर नियम तोड़ना आपको बीमार बना सकता है

उच्च सोडियम खाद्य पदार्थ - आप अपने स्वास्थ्य को बहुत जोखिम में डाल देंगे!

नाश्ता	पापड़, आलू के चिप्स, नमकीन बिस्कुट, नमकीन पॉपकॉर्न, नमकीन,
नमकीन	नट्स
भोजन की संगत	अचार, केचप, सॉस, वाणिज्यिक सलाद ड्रेसिंग और सॉस डिब्बाबंद या टिन वाले खाद्य पदार्थों में नमकीन (एक नमक का घोल) होता है।
संरक्षित/डिब्बाबंद खाद्य पदार्थ	"खाने के लिए तैयार" और "खाना परोसन लिए तैयार"। इस तरह के खाद्य में उच्च सोडियम और संरक्षक होता है, रेडीमेड नूडल्स, पास्ता। डिब्बाबंद या टिन वाले खाद्य पदार्थों में नमक की मात्रा ज्यादा (एक नमक का घोल) होता है।
योजक	बेकिंग पाउडर, सोडियम बाइकार्बोनेट, कुकिंग सोडा, वाणिज्यिक रेडीमेड मसाला जिसमें नमक, सूप क्यूब्स, अजीनोमोटो (मोनोसोडी यू ग्लूटामेट), मांस और खमीर के अर्क जैसे मार्माइट में नमक पहले से ही होते हैं।
पेय पदार्थ	कार्बोनेटेड पेय जिसमें सोडियम बेंजोएट, बूस्ट, बुर्नविटा, चॉकलेट पेय शामिल है है
डेयरी	Cheese, salted butter चीज़,नमकीन बट्टर
मांस	बेकन, हैम, सॉस, सूखी मछली।
नमक विकल्प का उपयोग न करें क्योंकि इसमें पोटेशियम होता है!!	

उमा महेश्वरी

हैप्पी लिविंग डाइट क्लीनिक

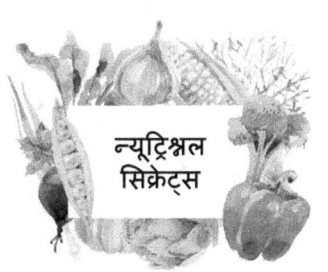

पोटेसशयम, राजा

जब से आपको का CKD की बीमारी का पता चलता है तब आप केवल क्रिएटिनिन के स्तर को खते है। क्रिएटिनिन निश्चित रूप से किडनी की बीमारी वाले किसी भी व्यक्ति के लिए 'दुश्मन' है, लेकिन आप जल्द ही समझ जाएंगे कि आहार खनिज, पोटेशियम आपके जीवन को नियंत्रित करता है!

जानिए पोटैशियम के बारे में!

पोटेशियम को एक प्रमुख आहार खनिज के रूप में जाना जाता है जो शरीर के पीएच (एसिडिटी और क्षारीय स्तर) और तरल पदार्थों को संतुलित करने में मदद करता है। इस खनिज में रक्तचाप को विनियमित करने, मांसपेशियों के संकुचन को नियंत्रित करने का एक तरीका है और हमारी नसों और मस्तिष्क समारोह की संवेदी मोटर के लिए महत्वपूर्ण है।

सामान्य पोटेशियम का स्तर = दिल की धड़कन की सामान्य लय

हालांकि किडनी की बीमारी होने पर खून में पोटेशियम का स्तर ज्यादा हो सकता है। किडनी अतिरिक्त पोटेशियम को फ़िल्टर करने में असमर्थ हैं। यदि आप पोटेशियम में उच्च भोजन का उपभोग जारी रखते हैं तो आप अपने सिस्टम पर बोझ डालेंगे और यह वास्तव में कार्डिएक अरेस्ट का कारण बन सकता है।

उच्च पोटेशियम के संकेतों के लिए देखो!

मतली, कमजोरी, सुन्नता या धीमी नाड़ी आपके रक्त में उच्च पोटेशियम के लिए कुछ संकेत हो सकते हैं।

अपने पोटेशियम को ट्रैक करने के तरीके के बारे में अधिक जानकारी प्राप्त करें।

अपने स्वास्थ्य पर नियंत्रण रखें

- आपको और आपके दिल को सुरक्षित रखने के लिए, यह चार्ट दिखाया गया है
- 'सुरक्षित' स्तर,
- 'पोटेशियम के स्तर को सीमा के अंदर रखने की जरूरत है और इसे सीमा के भीतर लाने के लिए कार्रवाई करने की जरूरत है और स्तर जो आपके लिए 'खतरनाक' हैं और आपको चिंतित होने की आवश्यकता है।

रक्त परीक्षण से पता चलता है कि आपका पोटेशियम का स्तर क्या है डॉक्टर आपको शायद पोटेशियम बाइंडर खाने की सलाह दे सकते है।

यह एक अल्पकालिक योजना है ।

आपका दीर्घकालिक लक्ष्य उचित नियोजित आहार के साथ स्वास्थ्य का प्रबंधन करना है।

एक आहार विशेषज्ञ से मिलें और अपने पोटेशियम का प्रबंधन करने के तरीके के बारे में बात करें। एक विशेषज्ञ से बात करना आपके स्वास्थ्य पर नियंत्रण रखने का पहला कदम है।

	पोटेशियम स्तर (mEq/L)
सेफ जोन	3.5 – 5.0
सावधानी जोन	5.1 – 6.0
खतरे का क्षेत्र	> 6.0

अपने पोटेशियम को सुरक्षित क्षेत्र में रखना

एक स्वस्थ व्यक्ति का सामान्य पोटेशियम सेवन =3.5 ग्राम - 4.5 ग्राम प्रति दिन (औसत आहार में 8ग्राम पोटेशियम तक होता है)

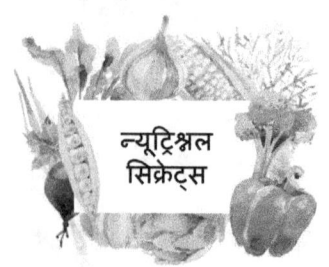

कुछ सीकेडी = 1.5 से 2जी (40 से 50 mEq) प्रति दिन के लिए प्रतिबंधित पोटेशियम का सेवन। (अपने नेफ्रोलॉजिस्ट और आहार विशेषज्ञ से परामर्श करें क्योंकि यह व्यक्ति से दूसरे व्यक्ति में भिन्न होगा)

आप उचित भाग के आकार में सब्जियों/फल/अनाज/डेयरी और मांस के उचित विकल्प के साथ आसानी से आरामदायक स्तर बनाए रख सकते हैं ।

- मॉडरेशन महत्वपूर्ण है। छोटे हिस्से। प्रत्येक दिन अपने सेवन को संतुलित करें।
- पोटेशियम में उच्च खाद्य पदार्थों को सीमित करने का निर्णय लें।
- संयम में विभिन्न खाद्य पदार्थों का उपभोग करने के लिए अपना दिमाग खोलें
- बचें: डिब्बाबंद फलों और सब्जियों के साथ-साथ पके हुए मांस से जूस/सूप के सेवन से
- अपने किडनी के आहार विशेषज्ञ द्वारा अनुशंसित सेवारत मात्रा का सेवन करे.
- कम पोटेशियम भोजन के 3 या 4 भाग - मिलके उच्च पोटेशियम भोजन बन सकता है
- कुछ मामलों में दाल और सब्जियों की आवश्यकता हो सकती है और आपके किडनी के आहार विशेषज्ञ द्वारा संकेत दिया जाएगा। सभी और हर सब्जी के लिए लीचिंग की आवश्यकता नहीं हो सकती है।

पोटेशियम फ़ाइंडर

यदि आप पोटेशियम = फल और सब्जियां सोचते हैं तो आप गलत होंगे।

सभी खाद्य पदार्थों में पोटेशियम पाया जाता है। पोटेशियम सामग्री अन्य चीजों के बीच मिट्टी की स्थिति और पानी की गुणवत्ता पर निर्भर करती है.

- कुछ अनाज अनाज में उच्च पोटेशियम होता है। दलहन और साबुत दाल में पोटेशियम भी अधिक होता है, लेकिन वे भारतीय आहार में मुख्य भोजन होते हैं इसलिए इससे बचा नहीं जा सकता है। जानें कि आपके पोटेशियम के स्तर को बढ़ाए बिना आपके पास कितनी दाल और दलहन खा सकते है।

डेयरी उत्पादों में पोटेशियम भी होता है। अपने डेयरी सेवन के बारे में अपने आहार विशेषज्ञ के साथ चर्चा करें। डेयरी आपको बहुत जरूरी प्रोटीन देती है लेकिन आपके पोटेशियम के स्तर को टिप कर सकती है। फिर, मॉडरेशन की जरूरत।

खाद्य पदार्थों के अपने पूर्ण मार्गदर्शन प्राप्त करने के लिए एक आहार विशेषज्ञ से बात करें जो आपको अपने स्तर को बनाए रखने में मदद करेगा।

- आपको कुछ खाद्य पदार्थों से बचने की सलाह दी जा सकती है
- कुछ खाद्य पदार्थों को बदला जा सकता है
- चुनने के लिए बहुत सारे विकल्प

इंटरनेट मूल्यों पर निर्भर न हों।
जैसे-जैसे मिट्टी की स्थिति बदलेगी, वैसे-वैसे पोटेशियम की मात्रा भी बदलेगी

इसलिए दुनिया के दूसरे हिस्से में उगाए जाने वाले फलों में पोटेशियम मूल्य अलग-अलग हो सकते हैं। आप गुमराह हो जाएंगे।

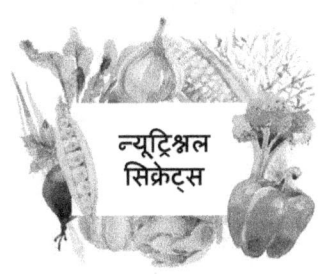

"पोटेशियम" पर विजय प्राप्त करें

आपका डॉक्टर या किडनी का आहार विशेषज्ञ आपको अपने आहार की योजना बनाने में मदद करेगा ताकि आप अपनी रक्त की रिपोर्ट के आधार पर सही मात्रा में पोटेशियम का सेवन करें। तो यह एक व्यक्तिगत आहार हो।

आपके भोजन का सही निर्णय लेने के लिए हमारे पास फलों और सब्जियों की एक सूची है, जो पोटेशियम सामग्री के आधार पर निम्न, मध्यम और उच्च पोटेशियम समूह के रूप में है। आपके पास अन्य खाद्य पदार्थों की एक सूची भी है जो नीचे सूचीबद्ध पोटेशियम में उच्च हैं।

- लीचिंग के बिना दैनिक आधार पर पोटेशियम में कम सब्जियों का सेवन करना चुनें।
- मध्यम पोटेशियम सब्जियों को मॉडरेशन में खाया जा सकता है।
- अपने आहार विशेषज्ञ की सलाह के अनुसार उच्च पोटेशियम सब्जियों से परहेज या लीच किया जाना चाहिए.

कृपया अपने रोजमर्रा के भोजन की योजना के लिए केवल कम पोटेशियम फल खाने के लिए चुनें। निर्धारित मात्रा में खाना भी याद रखें।

जीवन की बेहतर गुणवत्ता के लिए एक सूचित निर्णय करें!

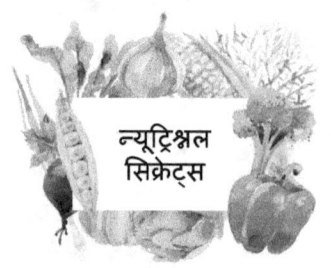

ग्रेट पोटेशियम चार्ट

सब्जियों के पोटेशियम मूल्य			
कम K (100mg)	मध्यम K (100-200mg)	उच्च K (200-300mg)	बहुत अधिक K (>300mg)
चिचिण्डा	चौली/लंबी सेम	मेथी के पत्ते	ऐश लौकी / सफेद कद्दू
टिंडा/गोल लौकी	लौकी/दुधी	बैगन	हरी पत्तेदार सब्जियां
परवल	शिमला मिर्च	बेबी कॉर्न	करेला
	चाउ चाउ	शिमला मिर्च लाल, पीला	ब्रॉड बीन्स
	खीरा	लेडीज फिंगर	क्लस्टर बीन्स
	कच्चा पपीता	मटर	फ्रेंच बीन्स
	कच्चा आम	कद्दू	कटहल बीज
	रिज लौकी	टमाटर- हरा और पका हुआ	नॉल खोल
	टमाटर (हाइब्रिड)	गोभी- हरा	फूल का पौधा
	टिंडोरा कोवकाई		ग्रीन प्लांटेन
	गोभी –बैंगनी		प्लांटाइन स्टेम
			निविदा लाल चने
			फूलगोभी
			प्याज का डंठल
			हरी मिर्च
			करी पत्ते
			धनिया पत्ता
			ड्रमस्टिक
			ड्रमस्टिक पत्तियां

जड़ों और कंद के पोटेशियम मूल्य			
कम K (100mg)	मध्यम K (100-200mg)	उच्च K (200-300mg)	बहुत अधिक K (>300mg)
	प्याज-छोटा और बड़ा	गाजर	चुकंदर
		मूली-सफेद	लहसुन
		मूली गुलाबी	अदरक
			आलू
			कोलोसिया
			Tapioca
			मीठे आलू
			रतालू

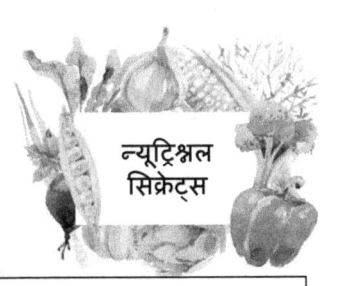

फलों के पोटेशियम मूल्य			
कम K (100mg)	मध्यम K (100-200mg)	उच्च K (200-300mg)	बहुत अधिक K (>300mg)
सेब	चेरी	कस्टर्ड सेब	केला
जम्बू	अंगूर (हरा)	अंजीर (ताजा)	इमली का गूदा
नाशपाती	नींबू का रस	करौंदा	बेल
	लीची	अंगूर (काला)	सभी ड्राई फ्रूट्स
	मोसांबी /मीठा चूना	अमरूद	
	आम (बंगपल्ली)	कटहल	
	आम (टोटापुरी)	कस्तूरी तरबूज	
	नारंगी	आड़ू	
	पाम फल (नोंगू/ताड़गोला)	अनार	
	पपीता	चिकू/चीकू	
	अनानास		
	बेर		
	तरबूज		
	स्ट्रॉबेरी		

आम खाद्य पदार्थअनाज/अनाज के पोटेशियम मूल्य		
कम	मध्यम	बहुत अधिक K
चावल	मुरमुरा	पूरा गेहूं
समाई (लिटिल बाजरा)	पोहा	टूटा गेहूं
वरागु (प्रोसो बाजरा)	आधे पके चावल	पूरा गेहूं आटा
कड्डु बाजरा	गेहूं का आटा	बाजरा (फॉक्सटेल, बामयार्ड आदि)
	सेंवई	रागी
		ब्राउन राइस
		क्विनोआ
		मक्का
		ज्वार
		जौ
		बाजरा

ग्रेट पोटेशियम चार् ग्रेट पोटेशियम चार्ट

: *Limiting water is tough; but advised by doctors* :

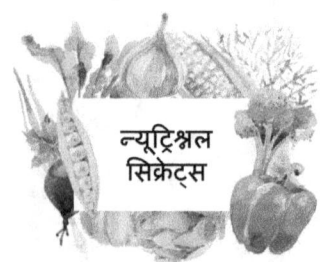

"कभी-कभी मैं अपने पसंदीदा उच्च पोटेशियम सब्जियों के लिए तरसता हूं."

आपके पसंदीदा हाई पोटेशियम रिच फूड्स को एक समय में एक बार आपकी डाइट में शामिल किया जा सकता है, जिससे उन्हें लीचिंग नामक प्रक्रिया से गुजरना पड़ता है। चूंकि, पोटेशियम पानी में घुलनशील खनिज है; इसे लीचिंग करके कुछ हद तक कम किया जा सकता है। लीचिंग दो तरीकों से किया जा सकता है जैसा कि नीचे उल्लेख किया गया है;

1. भिगोने: पोटेशियम समृद्ध खाद्य पदार्थों को आधे घंटे से एक घंटे तक बड़ी मात्र मे गर्म पानी में भिगोया जा सकता है। भिगोए हुए पानी को त्यागें और ताजे पानी में पकाएं.
2. उबलते: यदि उबलते हुए पानी में खाना पकाने की विधि है, तो उच्च पोटेशियम खाद्य पदार्थों को बड़ी मात्रा में पानी के साथ उबालें। उबले हुए पानी को त्यागदें और ताजे पानी में पकाएं।

हालांकि, लीचिंग सभी पोटेशियम को दूर नहीं करता है और लीचिंग के बाद भी पोटेशियम युक्त खाद्य पदार्थ खाने से आपका रक्त पोटेशियम बढ़ सकता है। इसलिए खाने की मात्रा और सेवन की आवृत्ति को जांचना होगा।

याद रखें - स्वस्थ मांसपेशियों और सामान्य दिल की धड़कन के लिए सीकेडी रोगियों के लिए कम पोटेशियम आहार आवश्यक है।

टिप 3: पोटेशियम वॉचडॉग बनें

कम पोटेशियम विकल्पों के लिए बाहर देखो।

- एक दिन के पोटेशियम और अन्य पोषक तत्वों को संतुलित करना संभव है---
- अगर आपके पास 1/4 कप साबुत दाल थी तो दिन में दूसरे खाने के दौरान दही/दूध से बचने के लिए याद रखें ।
- यदि आपने फले ज्यादा खा ली है - तो भोजन के समय कम पोटेशियम वाली सब्जियों को चुने ... शायद चाय/कॉफी छोड़ दें । यह खूब समझदारी वाला निर्णय होगा !
- आप पहले से ही जानते हैं! डायलिसिस का पहला घंटा - आप उच्च पोटेशियम फल के एक छोटे से हिस्से का आनंद ले सकते हैं। 1 घंटे में खुद का इलाज करें।
- अपने रेफ्रिजरेटर के दरवाजे पर पोटेशियम चार्ट लगाए
- पूरे सप्ताह में अंडे और बिना चर्बी वाले मांस के सेवन विभाजित करें

छोटे-छोटे हिस्सों का आनंद लें। भोजन को अच्छी तरह से चबालें। धीरे-धीरे खाएं। आप अपने भोजन की थाली आदर्श भाग के आकार पर भरे| अपने आहार विशेषज्ञ से सुझाव लें।

आपका स्वास्थ्य वैसा ही बनता है आप इसको बनाते हैं।

कुछ कम पोटेशियम वाले खाने का आनंद लें

खाद्य विकल्प:

मेथीपराठा + प्याज की चटनी

सांभर (लीच दाल का उपयोग कर)

लौकी रायठा (स्किम्ड दही का उपयोग करके) स्नेक गार्ड थोरन करी + साबूदाना उपमा

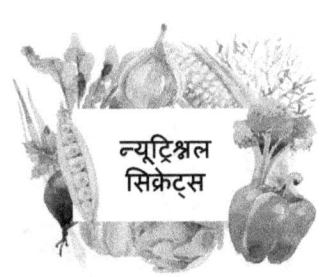

हरे आम और चाउ चॉसमर (लीचिंग वाली दाल का उपयोग करके)

मटर पनीर करी

तुरई की चटनी

पनीर भरवां चिचिण्डा

सब्जी तला हुआ चावल - एगिनोमोटो और सोया सॉस के बिना

रावडोसा

सब्जी और टोफू तला हुआ

कच्ची आम की चटनी + डोसा लौकी चटनी + इडली

थोड़ी सी योजना और आप एक अच्छा विकल्प बना सकते हैं!

सुनीता राव,
एनयू हॉस्पिटल्स, बेंगलुरु

उमा माहेश्वरी
हैप्पी लिविंग डाइट क्लिनिक

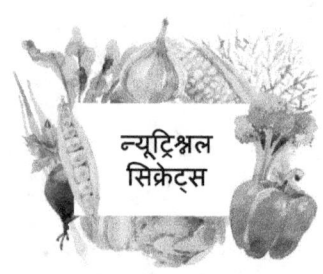

दि फाइबर सागा

जब आपको भोजन में पोटेशियम कि मात्रा को बार बार सीमित करने के बारे में इतना बताया जा रहा है, तब भी हम इतना फाइबर 'के बारे में क्यों बात कर रहे हैं? आपको आश्चर्य हो रहा होगा

कोई फर्क नहीं पड़ता कि आपके किडनी की स्थिति क्या है, आपको अपने भोजन में आहार फाइबर की आवश्यकता होती है, इसलिए यहां हम आपको बताते हैं कि क्यों, क्या और कौन सा फाइबर!

आहार फाइबर पौधे के भोजन का वह हिस्सा है जो पच नहीं पाता है। फाइबर फल, सब्जियों और अनाज जैसे पौधों के खाद्य पदार्थों में पाया जाता है।

फाइबर, आंत्र प्रस्तावक

फाइबर पाचन तंत्र के लिए स्वाभाविक रूप से काम करने के लिए एक महान संबल है और हमें कब्ज से बचाता है। जब आपके सामान्य आंत्र पैटर्न में बदलाव होता है तो आपको कब्ज का सामना करना पड़ता है। यह कई बार होता है जब आपके आहार का सेवन पर्याप्त फाइबर और तरल पदार्थ का अभाव है, या शारीरिक गतिविधि की कमी है और कई बार दवाओं के कारण ।

आपके शरीर को दो प्रकार के फाइबर की आवश्यकता होती है।

पहला प्रकार एक घुलनशील फाइबर है जो पानी में घुल जाता है और तरल पदार्थ को अवशोषित करता है क्योंकि यह पाचन तंत्र से गुजरता है, नरम, बड़ा मल बनाता है। फल इस श्रेणी में आते हैं।

अन्य प्रकार अघुलनशील फाइबर (खुरदरा) है। यह पानी को अवशोषित करता है और मदद करने के लिए मल बल्की बनाता है

मल त्याग अधिक आसान बनाता है। फाइबर फलों के छिलके, चोकर और कई अन्य खाद्य पदार्थों में पाया जाता है|

भोजन में फाइबर बवासीर से बचाता है. यह कोलेस्ट्रॉल और रक्त शर्करा को नियंत्रण में रखने में मदद करता है.

गुर्दे का आहार और फाइबर की भूमिका

डायलिसिस के दौरान आहार में पर्याप्त मात्रा में फाइबर सुनिश्चित करना कठिन है

- अपने आहार में पोटेशियम के प्रतिबंध के साथ, आप कुछ फलों और सब्जियों को खाने में असमर्थ हैं जो आपको फाइबर दे सकते हैं, क्योंकि वे उच्च पोटेशियम श्रेणी में आते हैं। जाहिर है आप इन फलों से बचेंगे|
- आपके भोजन में फास्फोरस प्रतिबंध हो सकता है। इसका मतलब है कि - पूरी-गेहूं की रोटी और चोकर वाले अनाज में उच्च फाइबर पाया जाता है यह आपके लिए फाइबर का स्रोत नहीं हो सकता है क्योंकि वे उच्च फास्फोरस के साथ हैं
- आपके लिए द्रव प्रतिबंधित है। इसलिए स्वस्थ लोगों के विपरीत, जो कि जितना चाहें उतना तरल पदार्थ पी सकते हैं, डायलिसिस के कारण, आप केवल पानी और अन्य तरल पदार्थों की एक निर्धारित मात्रा ही पी सकते हैं।

यह तरल पदार्थ कि सीमा फाइबर के सेवन को भी प्रभावित करती है। (याद रखें: आपका डॉक्टर मूत्र उत्पादन के आधार पर तरल पदार्थ सेवन का निर्धारण करेगा)।

फॉस्फेट बाइंडर और आयरन सप्लीमेंट जैसी आपकी दवाएं मल त्याग को भी प्रभावित कर सकती हैं। कई दवाओं का समान प्रभाव पड़ता है |

लेकिन, आपके पास कुछ फाइबर विकल्प हैं!

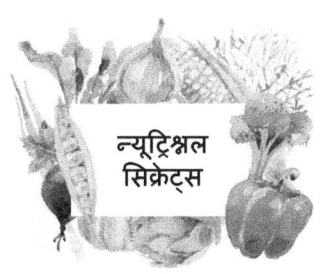

आपके पास फल और सब्जियों की सूची है जिसे आप खा सकते हैं।

दैनिक आहार योजना के रूप में आपको जितने मात्रा में फल को खाने की अनुमति दी जाती है, उसे खाना याद रखें।

आपको इसके छिलके के साथ कम पोटेशियम वाले फल खाना चाहिए (यदि यह संभव है) –

लेकिन निर्धारित मात्रा में ही।

- कुछ अच्छे नाश्ते के विकल्प जो उच्च फाइबर हैं और गुर्दे के आहार के लिए सबसे अच्छे हैं
- सादे पॉपकॉर्न हैं और
- खीरा की तरह कम पोटेशियम वाली कच्ची सब्जियां।

फाइबर खाए - लेकिन उच्च पोटेशियम विकल्पों से सुरक्षित रहें

कुछ आवश्यक टिप्स :

अपने फाइबर का सेवन बढ़ाने से गैस, सूजन और ऐंठन हो सकती है। इसलिए धीरे-धीरे फाइबर का सेवन बढ़ाने की योजना बनाएं। ये सहायता करेगा।

गंभीर कब्ज के लिए - कुछ राहत के उपाय

कभी-कभी फाइबर कब्ज को दूर करने के लिए पर्याप्त नहीं होता है, क्योंकि प्रत्येक व्यक्ति को फाइबर की एक अलग मात्रा की आवश्यकता हो सकती है।

कुछ उत्कृष्ट सुझाव जिनका आप अनुसरण कर सकते हैं:

- अपनी शारीरिक गतिविधि बढ़ाएं.
- गर्म पानी पीएं.
- भोजन के समय को ठीक करें और फाइबर सेवन के लिए अपनी आवश्यकता के बारे में पता करे । हर भोजन में कुछ फाइबर कि मात्रा चुनें
- फल या सलाद। इस तरह आप किडनी के अनुकूल फल/सब्जी/पानी के सभी आवंटित हिस्सों का उपभोग करेंगे जो आपके लिए आवश्यक हैं । किसी भी कीमत पर इनमें से किसी को खाने से याद आती है।
- फलों और सब्जियों के छिलके खाएं जो आपको सुरक्षित फलों / सब्जियों से आसानी से मिले पोटेशियम चार्ट से।
- अनसाल्टेड पॉपकॉर्न और कच्ची सब्जियों पर नाश्ता।
- फाइबर के साथ एक नाश्ता अनाज शामिल करें (एक है कि अपने आहार विशेषज्ञ द्वारा अनुमोदित है)
- पूरा फल खाएं। फलों के रस से बचें।

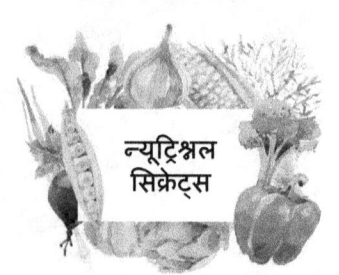

किडनी के अनुकूल फाइबर सप्लीमेंट के लिए अपने डॉक्टर/आहार विशेषज्ञ से बात करें ।

कब्ज से मुक्त रहें। यह बहुत महत्वपूर्ण है ।

सुनीता राव,

एन यू हॉस्पिटल बैंगलुरु

ट्रांसलटोर

तृप्ति वर्मा (आहारविशेषज्ञ)

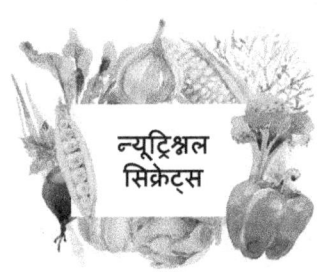

फैट: डायलिसिस पर आपको इनकी आवश्यकता होगी!

अपने आहार को अपने किडनी की स्थिति का सामना करने के लिए सभी पोषण के साथ संतुलित बनाने के लिए आपको अपने भोजन में 'फैट' की भी आवश्यकता है।

वसा आपके जीवन पर राज करता है!

आपको जानकर हैरानी होगी कि यह आपके आहार में एक बेहद जरूरी घटक है।

- वसा आपको खुश और संतुष्ट रखता है
- यह आपके शरीर को आपके भोजन में प्रोटीन और कार्बोहाइड्रेट का अधिक कुशलता से उपयोग करने में मदद करता है.
- यह ए, डी, ई और के जैसे विटामिन को आपकी कोशिकाओं तक ले जाने के लिए परिवहन का काम करता है।
- फैट का इस्तेमाल एस्ट्रोजन और टेस्टोस्टेरोन जैसे हार्मोन बनाने में भी किया जाता है।
- कुछ आहार वसा में आवश्यक फैटी एसिड होते हैं जो आपकी त्वचा को चमकदार बनाते हैं, यह

लाइनिंगस्टो के रूप में कार्य करता है

शरीर की कोशिकाएं और तंत्रिका संचरण में मदद करती हैं।

लेकिन, हमेशा याद रखें - बहुत अधिक फैट - और बहुत अधिक गलत वसा, बहुत सारे स्वास्थ्य समस्या का कारण बन सकता है जैसे उच्च रक्तचाप, हृदय रोग, वजन बढ़ना और अन्य स्वास्थ्य समस्याओं जैसे मुद्दे।

1ग्राम फैट = 9 किलो कैलोरी।

फैट - संतृप्त और असंतृप्तफैट में टूट जाता है ।

संतृप्त फैट - मांस और डेयरी उत्पादों (क्रीम, पनीर, और पूरे दूध) में पाया जाता है – इस प्रकार की फैट जो कोलेस्ट्रॉल, विशेष रूप से एलडीएल (कम घनत्व लिपोप्रोटीन) को बढ़ा सकता है।

इस तरह की फैट से धमनियों और दिल की बीमारी हो सकती है। वे वास्तव में जिगर को अधिक {कुल कोलेस्ट्रॉल} और अधिक {LDL कोलेस्ट्रॉल} बनाने के लिए प्रोत्साहित करते हैं।

सुझाव: अपने आहार में संतृप्त फैट को कम करें। बुद्धिमानी से अपने 'फैट ' चुनें।

असंतृप्त फैट -नट्स और कुछ तेलों (मूंगफली का तेल और जैतून का तेल) में पाए जाने वाले फैट हैं जो वास्तव

में कोलेस्ट्रॉल को कम करने में मदद कर सकते हैं। असंतृप्त फैट - कमरे के तापमान पर ज्यादातर तरल रूप में होते हैं।

दिलचस्प! यदि आप असंतृप्त फैट का उपयोग करना चुनते हैं - तो यह आपके स्वास्थ्य में सुधार कर सकता है।

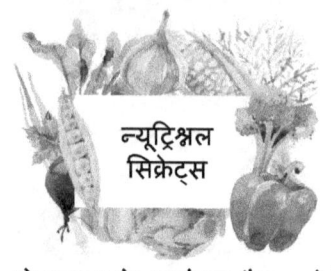

दो प्रकार के असंतृप्त फैट होते हैं:

- पॉलीअनसेचुरेटेड (PUFA)
- मोनोअनसैचुरेटेड (MUFA)

आपका शरीर दो प्रकार के पॉलीअनसेचुरेटेड वसा का उत्पादन नहीं कर सकता है - ओमेगा -3 और ओमेगा -6 फैटी एसिड। ये मस्तिष्क के विकास, त्वचा और बालों के विकास, हड्डियों के स्वास्थ्य, स्वस्थ प्रजनन प्रणाली को बनाए रखने और यहां तक कि हमारे मेटबिलिस्ज्म को विनियमित करने के लिए उत्कृष्ट हैं.

ये फैट "बुरा" एलडीएल कोलेस्ट्रॉल को कम करने और "अच्छा" एचडीएल कोलेस्ट्रॉल को बढ़ाकर आपके दिल की स्थिति में सुधार करते हैं।

जानने योग्य बातें: कभी-कभी अनसैचुरेटेड फैट (जैसे सोयाबीन ऑयल) बनाने वाला प्रोसेस्ड फूड - हाइड्रोजनीकृत या आंशिक रूप से हाइड्रोजनीकृत हो जाता है। हाइड्रोजनीकृत होने से ट्रांस फैटी एसिड का स्तर नामक फैट बढ़ जाता है।

संतृप्त फैट और ट्रांस फैट {एलडीएल} की ओर जाता है और {कुल कोलेस्ट्रॉल के स्तर} को बढ़ाता है।

सुझाव: कृपया ऐसा खाना खाएं जो संतृप्त फैट और ट्रांसफैट दोनों में कम हो। जो आपको सुरक्षित रखेगा।

कोलेस्ट्रॉल

कोलेस्ट्रॉल के दो स्रोत:

- आपका जिगर(लिवर) एक पैदा करता है और
- दूसरा हम जो खाद्य पदार्थ खाते हैं, उनमें फैट से आता है।
- आहार कोलेस्ट्रॉल और संतृप्त फैट पशु उत्पादों में पाए जाते हैं- जैसे मांस, पोल्ट्री, समुद्री भोजन, अंडे और डेयरी खाद्य पदार्थ।

संतृप्त फैट हाइड्रोजनीकृत फैट (कमरे के तापमान पर ठोस) में भी पाए जाते हैं।

हम अपने शरीर द्वारा उत्पादित कोलेस्ट्रॉल की मात्रा को नियंत्रित नहीं कर सकते हैं, लेकिन हम अपने आहार में कोलेस्ट्रॉल और संतृप्त फैट की मात्रा को सीमित कर सकते हैं।

रक्त कोलेस्ट्रॉल को कई उप-श्रेणियों में विभाजित किया गया है। कोलेस्ट्रॉल को लिपोप्रोटीन नामक अणुओं पर रक्तप्रवाह के आसपास ले जाया जाता है।

दो मुख्य लिपोप्रोटीन हैं:

- ↓ कम घनत्व वाले लिपोप्रोटीन (एलडीएल) - "खराब" कोलेस्ट्रॉल
- ↑ उच्च घनत्व लिपोप्रोटीन (एचडीएल) को "अच्छा" कोलेस्ट्रॉल माना जाता है

उच्च स्तर "खराब" कोलेस्ट्रॉल और

"अच्छा" कोलेस्ट्रॉल का निम्न स्तर हृदय रोग (सीवीडी) के विकास का कारण बन सकता है।

(सीकेडी के रोगियों में सीवीडी विकसित होने का अधिक खतरा होता है या पहले से ही हृदय रोग हो सकता है। हृदय रोग पैदा करने के अलावा, कोलेस्ट्रॉल पट्टि का किडनी की धमनियों को भी बंद कर सकती है और किडनी मे रक्त के प्रवाह को रोक सकती है, जिसके परिणामस्वरूप किडनी की कार्यक्षमता खराब हो सकती है।.

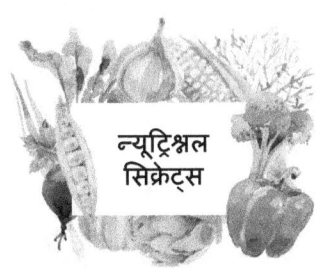

↑ ट्राइग्लिसराइड्स आपके रक्त में फैट का सबसे आम प्रकार है। इनका उपयोग ऊर्जा के लिए किया जाता है और शरीर की चर्बी के रूप में संग्रहीत किया जाता है। लेकिन ट्राइग्लिसराइड्स का ↑ उच्च स्तर हृदय रोग के खतरे को बढ़ा सकता है।

एक डायलिसिस रोगी के रूप में आपको कोरोनरी धमनी रोग विकसित होने का खतरा है। आप में से कुछ लोगों में अक्सर सीरम ट्राइग्लिसराइड्स और कम घनत्व वाले लिपोप्रोटीन (एलडीएल) में वृद्धि होती है। उच्च-घनत्व वाले लिपोप्रोटीन (एचडीएल) के निम्न स्तर वाले कुछ डायलिसिस रोगियों को देखना भी आम है।

डायलिसिस रोगी के रूप में आपको प्रोटीन सेक्शन के तहत सलाह देते हुए अपेक्षाकृत अधिक कैलोरी वाला आहार खाना चाहिए, लेकिन आपको ऐसे खाद्य पदार्थों से बचना चाहिए जो ट्राइग्लिसराइड्स और कोलेस्ट्रॉल सांद्रता बढ़ाते हैं। आपका आहार संतृप्त फैट , कोलेस्ट्रॉल और ट्रांस फैट में कम होना चाहिए.

डायलिसिस रोगियों के लिए फैट से आहार में 20-25% कैलोरी निर्धारित की गई है।

यदि रोगी के शरीर का आदर्श वजन है तो प्रतिदिन 3-4 छोटा चम्मच तेल निर्धारित की गई है और यदि रोगी मोटापे से ग्रस्त है या अधिक वजन है तो प्रतिदिन 2-3 चम्मच रिफाइंड तेल निर्धारित की गई है ।

आप अपने ट्राइग्लिसराइड स्तर का प्रबंधन कर सकते हैं!

सही विकल्प

फाइबर रिच

कम संतृप्त फैट

सही भोजन का चयन:

- कम फैट वाले प्रोटीन स्रोत: मछली, पोल्ट्री, बिना चर्बी वाला मांस और अंडे की सफेदी
- आपकी भोजन की थाली में आवश्यक कार्बोहाइड्रेट होना चाहिए। कोशिश करें कि कम से कम रिफाइंड,शक्कर और मिठाई खाने की |
- ओमेगा-3 फैटी एसिड से भरपूर भोजन का सेवन करें। सामन, मैकेरल, सार्डिन, हेरिंग, टूना और ट्राउट जैसी तैलीय मछली ओमेगा-3फैटी एसिड में अधिक होती है।
- यदि आप मधुमेह के रोगी हैं - तो अपने रक्त शर्करा को नियंत्रित करें ताकि यह कंट्रोल में रहे|
- खाना पकाने के बाद मांस से सभी तरल को हटा दें, फिर मांस को एक छलनी में रखें और गर्म पानी से धो दे | पानी।
- फ्राइड फूड से बचें या सीमित करे । बेकिंग, ब्रोइलिंग, स्टीमिंग और उबलना स्वास्थ्यप्रद विकल्प हैं।
- सभी मीट से फैट ट्रिम करें और पोल्ट्री से स्किन को हटा दें।
- स्किम मिल्क को होल मिल्क की जगह इस्तेमाल करे
- प्रोसेस्ड और फुल फैट चीज से बचें।
- शराब को सीमित करें।
- अपने दैनिक कार्यक्रम में शारीरिक गतिविधि जोड़ें। वर्कआउट रूटीन शुरू करने से पहले अपने डॉक्टर से बात करें।
- धूम्रपान छोड़ दे|
- अपना वजन स्वस्थ स्तर पर रखें। यदि आवश्यक हो, तो वजन कम करने के लिए अपनी कैलोरी कम करें।

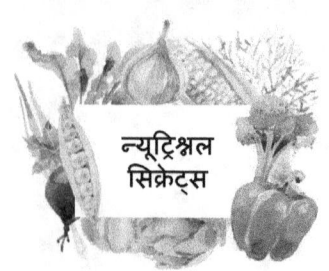

सही फैट का चयन करे : निर्धारित मात्रा में

मूंगफली, सूरजमुखी, तिल का तेल, सरसों का तेल, राइस ब्रान तेल, नारियल तेल और जैतून का तेल का सेवन करें। इनका उपयोग रोटेशन में किया जा सकता है।

वनस्पति और मार्जरीन से बचें। घी और मक्खन को प्रतिबंधित करें।

स्वाति श्रीकांता,
नेफ्रोप्लस डायलिसिस सेंटर बेंगलुरू
ट्रान्सलेटर
तृप्ति वर्मा (आरविशेषज्ञ)

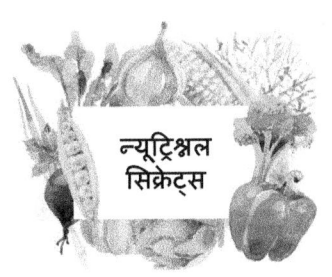

वसा आपके संतुलित आहार को पूरा करता है
(अच्छे वसा कि मात्रा अधिक चुनें)

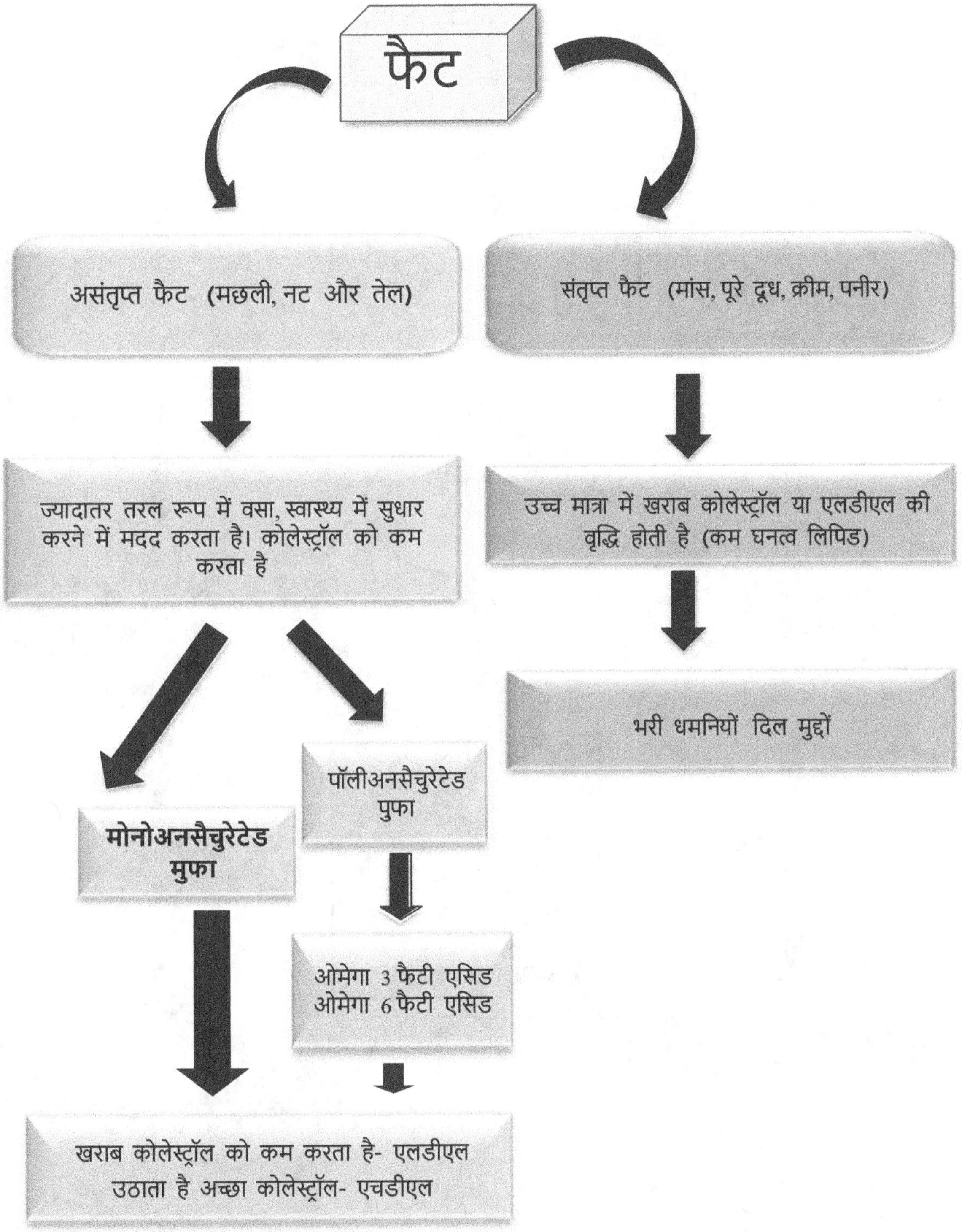

फैट

- असंतृप्त फैट (मछली, नट और तेल)
  - ज्यादातर तरल रूप में वसा, स्वास्थ्य में सुधार करने में मदद करता है। कोलेस्ट्रॉल को कम करता है
    - मोनोअनसैचुरेटेड मुफा
    - पॉलीअनसैचुरेटेड पुफा
      - ओमेगा 3 फैटी एसिड
      - ओमेगा 6 फैटी एसिड
    - खराब कोलेस्ट्रॉल को कम करता है- एलडीएल उठाता है अच्छा कोलेस्ट्रॉल- एचडीएल

- संतृप्त फैट (मांस, पूरे दूध, क्रीम, पनीर)
  - उच्च मात्रा में खराब कोलेस्ट्रॉल या एलडीएल की वृद्धि होती है (कम घनत्व लिपिड)
  - भरी धमनियों दिल मुद्दों

* असंतृप्त वसा अच्छे वसा हैं
* दोनों वसा के सीमित भाग को लेने से, अच्छे वसा की मात्रा अधिक

© किडनी वॉरियर्स फाउंडेशन

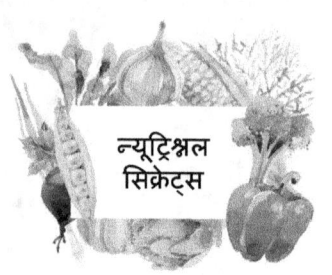

असंतृप्त वसा-ओमेगा 3 और 6 शामिल करें

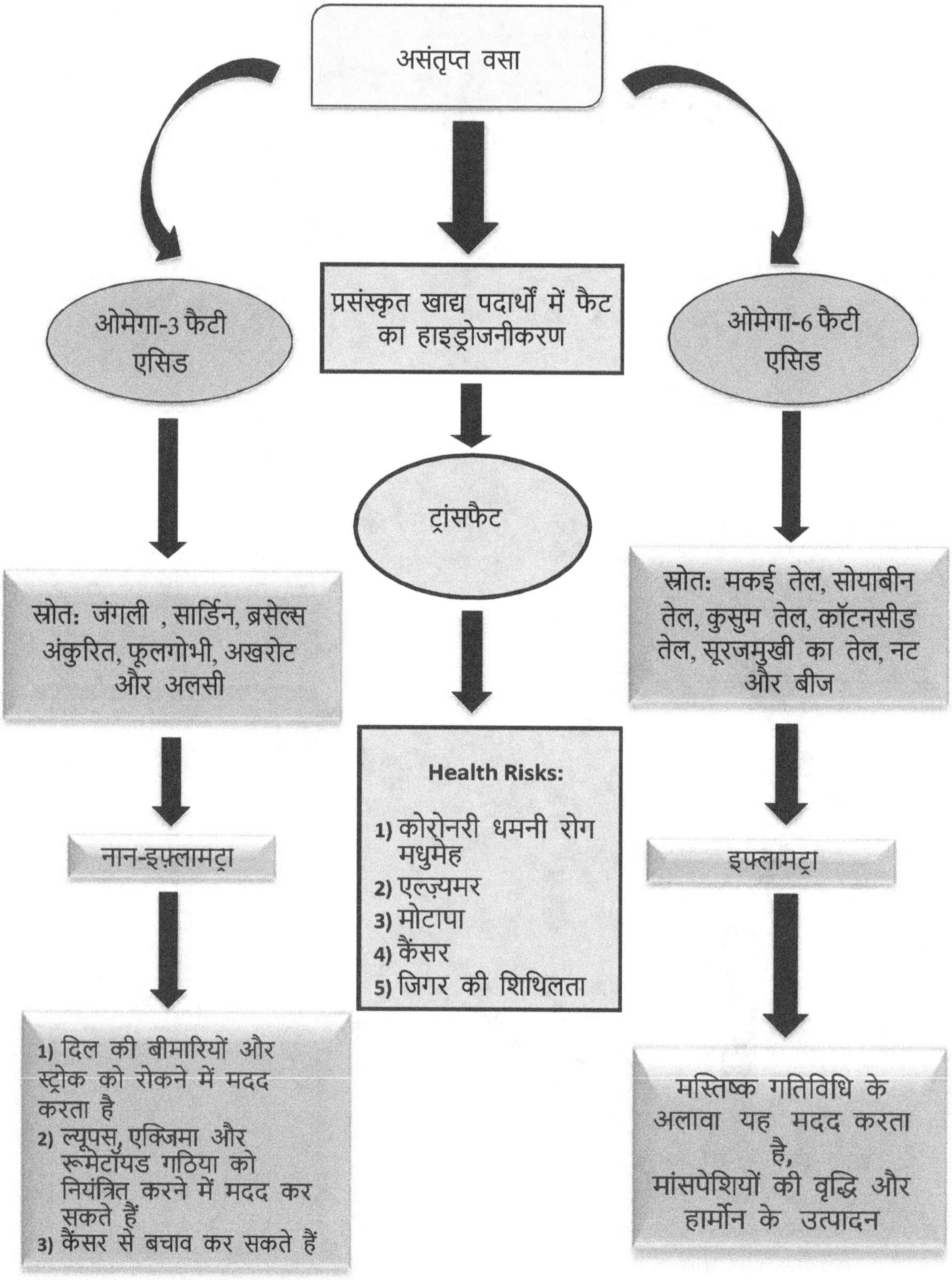

असंतृप्त वसा
ओमेगा-3 फैटी एसिड
प्रसंस्कृत खाद्य पदार्थों में फैट का हाइड्रोजनीकरण
ओमेगा-6 फैटी एसिड
ट्रांसफैट
स्रोत: जंगली , सार्डिन, ब्रसेल्स अंकुरित, फूलगोभी, अखरोट और अलसी
स्रोत: मकई तेल, सोयाबीन तेल, कुसुम तेल, कॉटनसीड तेल, सूरजमुखी का तेल, नट और बीज
Health Risks:
1) कोरोनरी धमनी रोग मधुमेह
2) एल्ज़्यमर
3) मोटापा
4) कैंसर
5) जिगर की शिथिलता
नान-इफ़्लामट्रा
इफ्लामट्रा
1) दिल की बीमारियों और स्ट्रोक को रोकने में मदद करता है
2) ल्यूपस, एक्जिमा और रूमेटॉयड गठिया को नियंत्रित करने में मदद कर सकते हैं
3) कैंसर से बचाव कर सकते हैं
मस्तिष्क गतिविधि के अलावा यह मदद करता है, मांसपेशियों की वृद्धि और हार्मोन के उत्पादन

* ट्रांसफैट आपके स्वास्थ्य के लिए हानिकारक हो सकता है

© Kidney Warriors Foundation

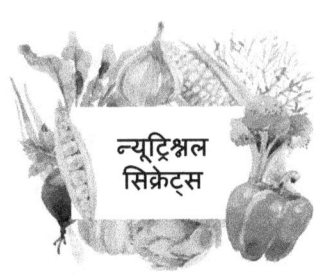

केवल कम पानी ही द्रव नियंत्रण नहीं है

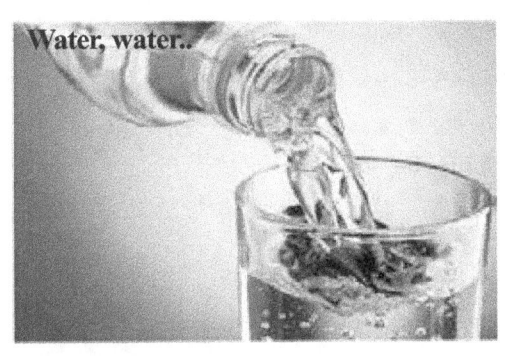

आपके किडनी का प्राथमिक कार्य शरीर से तरल पदार्थ बाहर निकालना है। अच्छी तरह से काम करने वाले किडनी में, मूत्र के माध्यम से सभी अतिरिक्त पानी निकल जाते हैं। आपको आश्चर्य होगा कि आपकी किडनी इतनी स्मार्ट है कि यह शरीर के कार्यों के लिए सही मात्रा में तरल पदार्थ को रखती है।

लेकिन, जब आपकी किडनी की कार्यक्षमता कम हो जाती है, तो यह सभी अतिरिक्त तरल पदार्थ को दूर नहीं कर सकता है और धीरे-धीरे शरीर में अतिरिक्त पानी भर जाएगा और यह किडनी के कार्य को बढ़ा देगा। यह अवस्था रक्तचाप और हृदय संबंधी मुद्दों को जन्म दे सकता है।

जब आप अपने टखनों, पैरों, हाथों, चेहरे और शरीर के कुछ हिस्सों में सूजन देखते हैं तो आपको आश्चर्य होना चाहिए कि क्या यह फ्लुइड संचय का लक्षण है। आपको एक डॉक्टर से मिलना चाहिए और इसकी जाँच और उपचार करवाना चाहिए। अतिरिक्त फ्लुइड आपके फेफड़ो में पलमोनरी एडिमा पैदा कर सकता है - जो जीवन के लिए खतरा हो सकता है।

आपकी किडनी के कार्य धीमे होने और शरीर के तरल संतुलन में गड़बड़ी होने के कारण, आपको जीवन की खतरनाक स्थिति का सामना करना पड़ सकता है। अपने स्वास्थ्य को बनाए रखने के लिए यह महत्वपूर्ण है कि आप अपने डॉक्टर की सलाह का पालन करें, और सही मात्रा में तरल पदार्थ का सेवन करे। आपका दैनिक तरल पदार्थ का सेवन आपके शरीर की आवश्यकतानुसार होगा यह प्रत्येक रोगी के लिए अलग-अलग होगा क्योंकि यह शुद्ध रूप से मूत्र उत्पादन की मात्रा पर निर्भर करता है।

तुम्हे अवश्य करना चाहिए:

- आवश्यकतानुसार तरल पदार्थ के सेवन के लिए अपने डॉक्टर या आहार विशेषज्ञ के साथ बात करे।
- दूसरे मरीज आपको नहीं बता सकते कि .आपको कितनी तरल पदार्थ की आवश्यकता है
- इसके अलावा, कृपया समझें कि आपको इंटरनेट से सही जानकारी नहीं मिलेगी

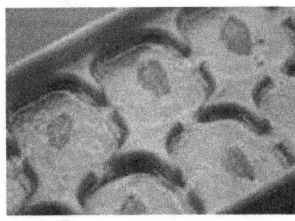

आपको सावधान रहने की आवश्यकता है
कम उपभोग करने से आप डीहायड्रेट हो
जाएंगे और बहुत अधिक उपभोग करने से
ओडेमा का सामना करना पड़ सकता आई
आपको सही मात्रा की आवश्यकता है

द्रव = तरल अवस्था में सभी भोजन - कमरे के तापमान पर। पानी, चाय, कॉफी, स्वास्थ्य पेय, सूप, जूस, सांभर, पतली दाल, छाछ, रसम, दही और आइसक्रीम। विशेष रूप से गर्मियों के दौरान तरल पदार्थ प्रतिबंध बनाए रखना मुश्किल हो जाता है।

लेकिन हमारे पास कुछ उपयोगी सुझाव हैं।

दिन में एक बार ले:

कुछ दिनों के लिए सुझावों का पालन करें, 10 दिनों के लिए, 20 दिनों के लिए और फिर-आप भूल जाएंगे कि वे सुझाव थे।

आपके तरल पदार्थ का सेवन आपके डॉक्टर द्वारा तय कि जाएगी - शरीर की जरूरतों को पूरा करने के लिए।

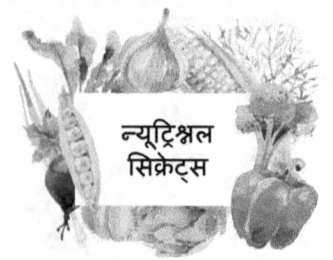

न्यूट्रिश्नल
सिक्रेट्स

हमारे सुझाव:

- तरल पदार्थ – खाने से पहले माप कर रखे (ध्यान दे कि उस मापे गए पानी को कोई और न पिए)
- पीएं - या तो बहुत गर्म या बहुत ठंडे पेय पदार्थ
- छोटे आकार के कप में पिएं
- छोटे घूंट लें
- पानी के साथ एक स्प्रे बोतल भरें। अपने मुंह को नम रखने के लिए इसे कई बार स्प्रे करें
- आइस क्यूब ट्रे में जूस फ्रीज करें। उन्हें पॉप्सिकल्स की तरह चूसें
- दिन में कई बार अपने मुंह को आइसकोल्ड के पानी से धोएं। जो इसे नम रखेगा
- दवाओं को भोजन के साथ लिया जा सकता है तो पानी को नियंत्रित किया जा सकता है
- कम नमक खाना भी मदद करेगा

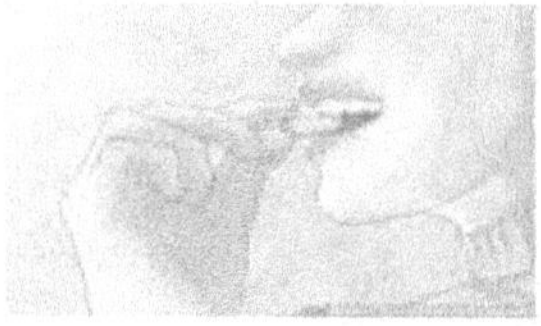

सबसे उपयोगी टिप:

काम, पढ़ाई या किसी गतिविधि में व्यस्त रहें। इस तरह की गतिविधि आपका ध्यान बाटेगी

आपकी किडनी का कार्य तय करता है कि आप कितना तरल पदार्थ पी सकते हैं!

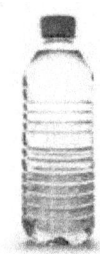

उमा माहेश्वरी

हेल्दी लिविंग डाइट क्लीनिक

ट्रांसलेटर

तृप्ति वर्मा (आहारविशेषज्ञ)

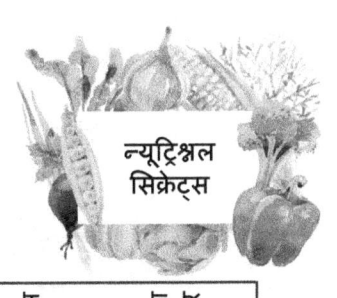

-#गाइड - अपना डायट अधिकार प्राप्त करना –हीमोडायलेसिस के दौरान							
	सोमवार	मंगलवार	बुधवार	गुरुवार	शुक्रवार	शनिवार	रविवार
बहुत सवेरे	कॉफी / चाय / ग्रीन टी -10 मिली या हाई प्रोटीन सप्लीमेंट - 100 मिली (8 ग्राम प्रोटीन) मैरी गोल्ड बिसकुट -3/ गेहूँ का खाकरा -1	कॉफी / चाय / ग्रीन टी -100 मिली या हाई प्रोटीन सप्लीमेंट - 100 मिली (8 ग्राम प्रोटीन) मैरी गोल्ड बिसकुट -3/गेहूँ का खाकरा -1	कॉफी / चाय / ग्रीन टी -100 मिली या हाई प्रोटीन सप्लीमेंट - 100 मिली (8 ग्राम प्रोटीन) मैरी गोल्ड बिसकुट -3/गेहूँ का खाकरा -1	कॉफी / चाय / ग्रीन टी -100 मिली या हाई प्रोटीन सप्लीमेंट - 100 मिली (8 ग्राम प्रोटीन) मैरी गोल्ड बिसकुट -3/गेहूँ का खाकरा -1	कॉफी / चाय / ग्रीन टी -100 मिली या हाई प्रोटीन सप्लीमेंट - 100 मिली (8 ग्राम प्रोटीन) मैरी गोल्ड बिसकुट -3/गेहूँ का खाकरा -1	कॉफी / चाय / ग्रीन टी -100 मिली या हाई प्रोटीन सप्लीमेंट - 100 मिली (8 ग्राम प्रोटीन) मैरी गोल्ड बिसकुट -3/गेहूँ का खाकरा -1	कॉफी / चाय / ग्रीन टी -100 मिली या हाई प्रोटीन सप्लीमेंट - 100 मिली (8 ग्राम प्रोटीन) मैरी गोल्ड बिसकुट -3/गेहूँ का खाकरा -1
नाश्ता	अंडा अपपे (8 in nos) (1/2 कप अप्पे के मिश्रण में एक अंडे का सफ़ेद भाग मिलाए) भुने हुए चना दाल की चटनी (1/4 कटोरी)	ढोकला (4 medium pieces) टमाटर-प्याज की चटनी (1/4कटोरी)	वेजीटेबल मूँग दाल डोसा (कद्दूकस की हुई लौकी के साथ मूंग दाल डोसा) -3 रिज लौकी की चटनी - १/२ कटोरी	टोफू पराठा -2 दहि और प्याज़ का रायता (1 कटोरी)	रवा इडली -3 (medium sized) भुने हुए चना दाल की चटनी 1/4 कटोरी) + 1/2 कटोरी सांभर	पनीर(50gm) पराठा-2 - खीरे का रायता 1 कटोरी	ब्रेड टोस्ट (3 slices) +ऑमलेट (2 अंडे का सफ़ेद भाग)
मध्य सुबह	सूजी /साबुदाना /सेवैया खीर (70ml)	खीरे का सलाद - 100g + 1 अंडे का सफ़ेद भाग (boiled)	पोहा -1 कटोरी	सेब - 100g	अंडे के सफेदी का सलाद -1	झाल मूढी - 1 katori	शिमला मिर्च,खीरा,और प्याज़ का सलाद
दोपहर का खाना	सोया नगेट / पनीर पुलाव -3/4 cup (use 50g पनीर या सोया चंक). प्याज़ और टमाटर का रायता - 1 1/2 कटोरी रोटी – मिक्स वेजिटेबल करी - 1 कटोरी (गाजर , चोएव्चोव, टिंडा , टिंडली मिक्स)	रोटी - 2 + तुरई की सब्जी दालतरका -1 cup कर्ड राइस - 1/2 कप cup	बिसिबल भात (गाजर ,शिमला मिर्च ,चोव चोव के साथ) - 1 कप कद्दू का रायता - (1/2 कप) खीरे का सलाद	रोटी (2)- पत्ता गोभी की सब्जी , +1 अंडे(सफ़ेद) की भुरजी लेमन राइस - 1/2 cup छाछ -100 ml	रोटी (2), चिकन भुरजी (70g बिना चमरी की चिकन) or चना मसाला दहि चावल (1 कटोरी) खीरे का सलाद	अंडा (सफेदी 2) फ्राइएड राइस - 1 कप पतली दाल ,खीरे का रायता टिंडे की सब्जी	(मछली करी -70g) या (अंडा करी - 2 अंडे की सफेदी) या (70g पनीर करी) रोटी - 2, चावल 1/2 कप मिक्स सब्जियों का सलाद (खीरा , गाजर और प्याज़ 100g)

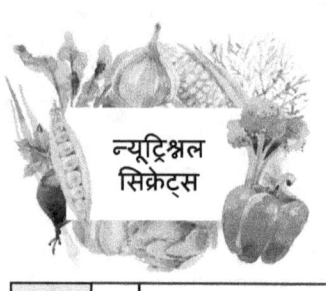

-# गाइड - अपना डायट अधकिार प्राप्त करना -हीमोडाय-लेससि के दौरान - contd

	सोमवार	मंगलवार	बुधवार	गुरुवार	शुक्रवार	शनविार	रववािर
शाम का नाश्ता	2 हाइ प्रोटीन डस्क़ीट (3g प्रोटीन) झाल मूढ़ी / चरिवा / मकई के दाने	2 हाइ प्रोटीन डस्क़ीट (3g प्रोटीन) झाल मूढ़ी / चरिवा / मकई के दाने	2 हाइ प्रोटीन डस्क़ीट (3g प्रोटीन) झाल मूढ़ी / चरिवा / मकई के दाने	2 हाइ प्रोटीन डस्क़ीट (3g प्रोटीन) झाल मूढ़ी / चरिवा / मकई के दाने	2 हाइ प्रोटीन डस्क़ीट (3g प्रोटीन) झाल मूढ़ी / चरिवा / मकई के दाने	2 हाइ प्रोटीन डस्क़ीट (3g प्रोटीन) झाल मूढ़ी / चरिवा / मकई के दाने	2 हाइ प्रोटीन डस्क़ीट (3g प्रोटीन) झाल मूढ़ी / चरिवा / मकई के दाने
रात का खाना	खि-चड़ी-1/2कप रोटी -2 तोरई की सब्जी	लेमनराइस-1/2 कप, रोटी -2 बीन्स की सब्जी 1 कटोरी , हल्का भुना पनीर (50g)	रोटी -3 शमिला गाजर और प्याज़ की सब्जी दही चावल - ¼ कप	खि-चड़ी-1/2कप कढ़ी - 1/2 कप आटे का डोसा - 2 तुरई और टमाटर की चटनी	जीरा चावल - 1/2 कप दालतरका -1/2 कप रोटी - 2 टंिडे की सब्जी	रोटी-3 मस्सिला (मूंग/मोठ ग्रेवी) -1/2 कप दही चावल - 1/4 कप	शमिला मर्चि चावल 1/2 कप रोटी -2 दालतर-का-1/2 कप मक्सि वेजटेबिल
	ऊपर दयिा गया मीनू प्रतदिनि आपको देता है 1700 TO 1800 Kcal/ day, 70g to 80g प्रोटीन, 40 to 50 mEq पोटशयिम और 1500 mg फोस्फोरस. सोडयिम की मात्रा सोडयिम व्यक्तगित जरूरत पर नर्भिर होगी ।	पोटेशयिम बढ़ाए बनिा बहुत जरूरी फाइबर लाने के लिए काफी हद तक भोजन योजना में कम पोटेशयिम सब्जयिों को शामलि कयिा गया है	डायलसिसि रोगयिों के लिए लीचगि की जरूरत तब तक नहीं होती है जब तक कि sr पोटेशयिम नयिंत्रण में न हो। केवल पूरी दाल (चना, मूंग, मॉट, रात भर लीच करना पड़ता है)	ग्रेवी में खसखस, नारयिल का दूध, ताजा नारयिल, नट और बीज का उपयोग करने से बचें.	प्रोटीन सप्लीमेंट्स से मलिने वाले प्रोटीन को भी आपके पूरे दनि के आहार से मलिे प्रोटीन में शामलि कयिा जाता है।	डायलेससि मरीजो को फ्लुड सीमति मात्रा में लेनी होती है इसीलिए-हम सप्लीमेंट ड्रकि के पानी ,दल के पानी,छाछ ,कढ़ी और ग्रेवि में इस्तेमाल कएि गए पानी के मात्रा को भी माप के इस्तेमाल करते है।	

अस्वीकरण: ऊपर दी गई जानकारी केवल संदर्भ उद्देश्य के लिए होती है, डाइट में कोई भी परिवर्तन करने से पहले अपने डॉक्टर/आहार विशेषज्ञ से परामर्श करने की कोशिश करे \

पेरिटोनियल डायलिसिस के लिए मार्गदर्शन : अपने आहार विशेषज्ञ/नेफ्रोलॉजिस्ट से बात करें । आपको प्रत्येक दिन अधिक प्रोटीन की आवश्यकता होती है

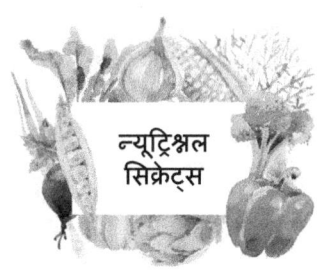

2. स्टेज 1-4: किडनी फंक्शन का मेंटेनेंस

अपने पोषण के प्रारंभिक चरण बारे में जानें
अब भी आपको पूर्ण पोषण की जरूरत है

(आधुनिक दिन के शोध हमें बताते है कि पौधे आधारित आहार लंबे समय तक किडनी की स्थिति को बनाए रखने के लिए अच्छा है। इसका मतलब है कि आप दाल, टोफू और नट्स के जरिए बेहतर पोषण प्राप्त कर सकते हैं। इस अवस्था के लिए प्रगति को स्थगित करने के लिए किया गया कोई भी प्रयास सहायक होगा |)

आपके शरीर को खाद्य पदार्थों के साथ एक पूर्ण भोजन की आवश्यकता होती है जो आपको सभी पोषक तत्व –जैसे-कार्बोहाइड्रेट, प्रोटीन और फैट प्रदान करे | जो आपके शरीर द्वारा ऊर्जा का उत्पादन करने के लिए उपयोग किया जाएगा। आप कह सकते हैं, "लेकिन मेरी किडनी पूरी तरह से काम नहीं कर रही है!" - लेकिन, आपको स्वस्थ रखने के लिए आपको अभी भी अपने आहार में सब कुछ चाहिए।

यदि आप किडनी की बीमारी के अंतिम चरण को स्थगित करना चाहते हैं तो आपको सभी पहलुओं में फिट रखने की आवश्यकता है - दिमाग और शरीर। सही दिशा में आपके द्वारा किए गए हर प्रयास से कुछ अच्छा परिणाम सामने आएगा। हालांकि सभी सपने सच नहीं होंगे, आपको खुद को याद दिलाने की जरूरत है, "मुझे किडनी की हालत अच्छा को बनाए रखने की जरूरत है ।

कैलोरी के लिए आपके शरीर की जरूरतें दूसरों से अलग होंगी। यह सब आपकी उम्र, आकार, लिंग, शारीरिक गतिविधि के स्तर और पोषण की स्थिति पर निर्भर करता है

आपको निश्चित रूप से कार्बोहाइड्रेट की जरूरत है!

प्रत्येक मनुष्य को ऊर्जा की आवश्यकता होती है। जब आपकी किडनी का कार्य सीमित होता है, तो आपको अपने स्वास्थ्य को बनाए रखने की योजना बनाने की आवश्यकता होती है ताकि आप स्वस्थ रहें और कुपोषित न हो|

आपके लिए एक अच्छा हिस्सा या पर्याप्त क्या है?

अच्छे कडिनी आहार वशिषज्ञ से मदद लें ताक आपको यह बताया जा सके क आपकी भलाई के लिए क्या चाहिए
कुछ समय बाद आप अपने शरीर की जरूरतों को समझ जाएंगे।

डायलिसिस पर स्वस्थ रहने के लिए, कार्बोहाइड्रेट और प्रोटीन खाएं। किडनी की बीमारी वाले कई लोगों में थकान और ऊर्जा कम होना आम बात है। इस तरह की सुस्ती कम भोजन की वजह से कम ऊर्जा के कारण हो सकती है। प्रोटीन स्पैरिंग प्रभाव से बचने के लिए आपको महत्वपूर्ण, पर्याप्त कार्बोहाइड्रेट

की आवश्यकता होती है

प्रोटीन और आप शुरुआती दौर में:

आप पहले से ही जानते हैं कि सामान्य गुर्दे प्रोटीन को पचाने के बाद प्रोटीन अपशिष्ट उत्पाद बनाते हैं। जो आपके मूत्र के माध्यम से अपशिष्ट पदार्थ को बाहर निकलता है। लेकिन जब आपकी किडनी फेल होना शुरू हो जाती है तो यह खून अवशिष्ट खून में रह जाता है।

आपको पता होना चाहिए कि अत्यधिक प्रोटीन का सेवन आपके किडनी पर एक बड़ा दबाव डाल सकता है, जिससे अधिक नुकसान हो सकता है। आपको प्रोटीन के कम हिस्से के साथ अपने भोजन की योजना बनानी चाहिए ताकि आप किडनी की बीमारी के

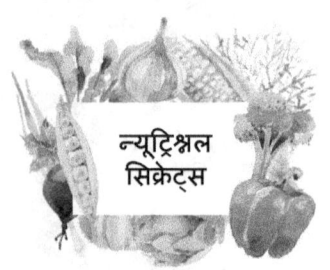

बढ़ाव को धीमा कर सकें। आपका डॉक्टर और आहार विशेषज्ञ यह सीखा सकते हैं कि आप प्रोटीन को कैसे सीमित कर सकते हैं ताकि आप किडनी की विफलता में देरी कर सकें।

अगर आप ऐसी सलाह का पालन करेंगे तो आप सुरक्षित रहेंगे।

प्रोटीन सीमित करें। छोटा भाग ले ! लेकिन "शून्य" नहीं!

चरण 1,2 और 3 (सीकेडी के)

आपके शरीर को जरूरत है: शरीर के वजन के प्रति किलोग्राम 0.65 ग्राम - 0.80 ग्राम प्रोटीन प्रतिदिन।

(यदि आप का वजन 60 किलोग्राम है- तो रोजाना 40 से 50 ग्राम प्रोटीन का न्यूनतम।)

शरीर के वजन की जांच करें; अपने प्रोटीन का सेवन देखें। स्टेज 1,2,3 में - आप सही प्रोटीन और आहार के साथ 10 से अधिक वर्षों तक जीवित रह सकते हैं

यानी - डायलिसिस स्थगित किया जा सकता है।

- एक आहार विशेषज्ञ से मिले
- सर्वश्रेष्ठ किडनी के आहार के लिए अच्छा मार्गदर्शन प्राप्त करें
- अपने स्वास्थ्य के इस चरण से प्यार करें

प्रोटीन और कुपोषण को कैसे समझें?

आप अब तक जानते हैं कि आपके शरीर को प्रोटीन की आवश्यकता होती है। अगर आप कम खाते हैं तो आपको कम पोषण मिलेगा । धीरे-धीरे आपको कुपोषण का सामना करना पड़ेगा और आपके स्वास्थ्य को खतरा रहेगा। (प्रोटीन स्पेरिंग फ़्लो चार्ट देखें)

सुरक्षित क्षेत्र - उपाय:

- अपना पूरा निर्धारित प्रोटीन खाएं।
- आपको प्रोटीन के सर्वोत्तम स्रोतों का चयन करना चाहिए ताकि आपको आवश्यक अमीनो एसिड पर्याप्त मात्रा में मिलें|

: भोजन के अन्य समय के दौरान आपने जो खाया उसे याद करने की कोशिश करें:

- नए शोध से पता चलता है कि पौधे आधारित प्रोटीन आपके किडनी की रक्षा करने का एक शानदार तरीका है।
- आपका आहार विशेषज्ञ आपके स्वास्थ्य पर आपके आहार के प्रभाव की निगरानी करेगा और किन बदलावों की आवश्यकता उसका ध्यान रखेगा ।
- आपको आवश्यक मात्रा में कार्बोहाइड्रेट और प्रोटीन खाना चाहिए

असुरक्षित क्षेत्र - समस्याएं:

- यदि आप प्रोटीन स्पेरिंग फ्लो-चार्ट का अध्ययन करते हैं तो आप समझ जाएंगे कि प्रोटीन-ऊर्जा कुपोषण खतरनाक हो सकता है।
- 40% रोगी किडनी की बीमारी के शुरुआती चरणों में कम पोषण प्राप्त करते हैं और खराब स्वास्थ्य के साथ डायलिसिस में प्रवेश करते हैं|
- हेमोडायलिसिस में जाने पर 20% -60% मरीज कुपोषित हो जाते हैं
- कुपोषण आपको हृदय रोग से ग्रसित कर सकता है
- इस प्रकार, आवश्यक मात्रा में कैलोरी और प्रोटीन की खपत समान रूप से महत्वपूर्ण है.

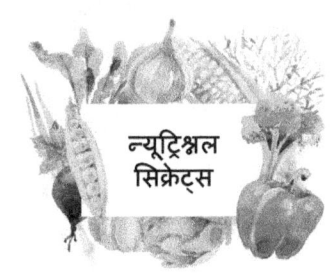

किडनी बचाओ मंत्र (आदर्श स्थिति- लेकिन कोशिश करो!)

- CKD की प्रगति को धीमा करने के लिए अपना लक्ष्य बनाएं और CVD जोखिम से बचाव करें, जिसके लिए आपको ध्यान रखने की आवश्यकता है:
- BP - 130/80 mmHg (<125/75 mmHg if> 1 g / day proteinuria) से कम होना चाहिए। आप प्रोटीनूरिया को कम कर सकते हैं, सीकेडी की प्रगति को धीमा कर सकते हैं और हृदय संबंधी जोखिम को कम कर सकते हैं।
- अपने इक्का अवरोधकों और एंजियोटेंसिन रिसेप्टर ब्लॉकर्स पर जांच करें। ये प्रोटीन यूरिया और धीमी सीकेडी प्रगति को कम करेगा.
- प्रोटीनयूरिया को कम करने के लिए नॉन-डाइहाइड्रोपाइरिडीन कैल्शियम चैनल ब्लॉकर्स।
- यदि आप डायबिटिक है तो अपने HbA1c को <6.5% से कम रखे इससे आपकी माइक्रोवस्कुलर जटिलता की समस्या कम हो जाएगी ।
- अपना कुल कोलेस्ट्रॉल <4 mmol / l से कम रखें।

जीवनशैली में परिवर्तन

- आपको यह समझने की आवश्यकता है कि धूम्रपान स्वास्थ्य की समस्याओ को बढ़ाएगी । बेहतर है कि सड़क छाप आदत छोड़ दें।
- आहार में सुधार करें, वजन कम करने की कोशिश करें, शराब की खपत को सीमित करें और अपने नमक को कम करें। आप जानते हैं कि आपके पास कितना प्रोटीन हो सकता है। प्रोटीन की अधिकता से बचें।
- एक व्यायाम शुरू करें जैसे- नृत्य, तैराकी, योग, टहलना - इन गतिविधि की एक योजना बनाए |
- खून की कमी, एसिडोसिस, और कैल्शियम और फॉस्फेट मेटाबोलिज्म की गड़बड़ी को सही करें ताकि आप फिट रह सकें।
- किडनी - पानी की साझेदारी होती है। इसीलिए पानी पीते रहें और अपने आप को हाइड्रेट रखें। लेकिन जब किडनी सभी बेकार तरल पदार्थो को नहीं निकाल सकते - तो आप क्या कर सकते हैं? ...
- अपने मूत्र उत्पादन की जांच करें। फिर 500 मिलीलीटर अधिक तरल पदार्थ जोड़ें। इन पेय पदार्थो में मौजूद पानी की मात्रा को भी देखे जैसे - चाय, सूप, दाल, रसम। तो कुल मूत्र से 500ml अधिक होना चाहिए । ज्यादा पानी पीएं - सूप आदि का सेवन कम करे जिससे नमक का सेवन भी कम होगा |

आप अपने लक्ष्य में सफल हो सकते है।

मृणाल पंडित

नेफ्रोप्लस डायलिसिस सेंटर

हैदराबाद

ट्रान्सलेटर-

तृप्ति वर्मा

आहारविशेषज्ञ

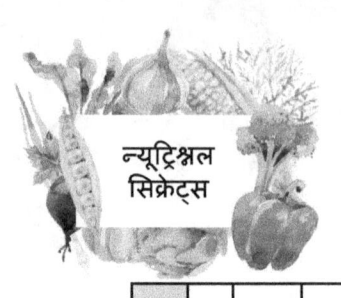

#गाइडेंस - प्री डायलिसिस साप्ताहिक आहार योजना ESRD का चयन स्थगित करने के लिए एक संतुलित आहार योजना बनाएं							
	सोमवार	मंगलवार	बुधवार	गुरुवार	शुक्रवार	शनिवार	रविवार
बहुत सवेरे 7:00 am	चाय 1/2 कप	चाय 1/2 कप	चाय 1/2 कप	चाय 1/2 कप	चाय 1/2 कप	चाय 1/2 कप	चाय 1/2 कप
सुबह का नाश्ता 9:00 am	मटर पोहा 1 कप	उपमा 1 कटोरी	3 छोटी इडली + प्याज ,भुना चना की चटनी	नॉन डायबेटिक : बिना मूँगफली के साबुदाना खिचड़ी DD: सेवई का उपमा	प्लेन डोसा 3 छोटा + सांभर	टमाटर खीरा का प्याज़ वाला सेंडविच + 1 चम्मच पुदीना चटनी	सत्फ़्द मिक्स पराठा + जीरा राईता
मिड मॉर्निंग 11:00 am	काट सेब 1 कप	स्ट्राबेरी 70 gms (¼ cup)	पपीता -2 स्लाइस	नॉन डायबेटिक: अनानाश ½ कप DD: सेब	अमरूद 1/4 pcs	नाशपाती ½ कप	गुलाबी सेब 2-3 टुकड़ा
दोपहर का खाना 1:00 pm	रोटी 2	रोटी 2	रोटी 2	रोटी 2	रोटी 2	रोटी 2	रोटी 2
	मटर चावल 1 कप दाल नहीं	प्लेन चावल 1 कप दाल तड़का 1 कप	जीरा चावल 1 कप मिक्स दाल । 1/2 कटोरी	चावल 1 कप दाल फ्राई 1कप	चावल 1 कप दाल नहीं	चावल 1 कप मसूर दाल 1 कप	चावल 1 कप दाल नहीं
	गोभी की सुखी सब्जी	शिमला मिर्च करी 1 कप	कद्दू की सुखी सब्जी 1 कप	कुरकुरी भिंडी 1 कप	लौकी कोफ़्ता करी 1 कप	पत्ता गोभी की सब्जी 1 कप	बेसन करी 1 कप
	गाजर ¾ th कप	कटी हुई मूली का सलाद ¾ th कप	सृदेड पत्ता गोभी कति हुई ¾ th कप	खीरे का सलाद ¾ th कप	कटी हुई मूली का सलाद ¾ th कप	गाजर का सैलड ¾ th कप	खीरे का सलाद ¾ th कप
शाम की चाय 4:00 pm	चाय 1/2 कप	चाय 1/2 कप	चाय 1/2 कप	चाय 1/2 कप	चाय 1/2 कप	चाय 1/2 कप	चाय 1/2 कप p
6:00 pm	कम प्रोटीन वाले रीनल सपलीमेंट 4 चम्मच	कम प्रोटीन वाले रीनल सपलीमेंट 4 चम्मच	कम प्रोटीन वाले रीनल सपलीमेंट 4 चम्मच	कम प्रोटीन वाले रीनल सपलीमेंट 4 चम्मच	कम प्रोटीन वाले रीनल सपलीमेंट 4 चम्मच	कम प्रोटीन वाले रीनल सपलीमेंट 4 चम्मच	कम प्रोटीन वाले रीनल सपलीमेंट 4 चम्मच

#गाइडेंस - प्री डायलिसिस सासाहिक आहार योजना ESRD का चयन स्थगित करने के लिए एक संतुलित आहार योजना बनाएं							
	सोमवार	मंगलवार	बुधवार y	गुरुवार	शुक्रवार	शनिवार	रविवार
रात का खाना 8:00 pm	प्लेन चावल 1 कप	प्लेन चावल 1 कप	प्लेन चावल 1 कप	प्लेन चावल 1 कप	मसाला खिचड़ी 1 कप	प्लेन चावल 1 कप	मिक्स वेजिटेबल पुलाव 1 कप
	रोटी 1	रोटी 1	रोटी 1	रोटी 1	भुनी हुई आलसी की चटनी 1 चम्मच	रोटी 1	-
	सादी दही	छाछ 100 ml	सादी दही	सादी दही	कढ़ी	छाछ 100 ml	प्याज़ का रायता
	घिया करी	परवल की सब्जी सुखी	भरवा टिंडा	लौकी की सब्जी	रायता	करेला की सब्जी	
बेड टाइम 10:00 pm	दूध ½ कप	दूध ½ कप	दूध ½ कप	दूध ½ कप	दूध ½ कप	दूध ½ कप	दूध ½ कप

वसा और तेल -3 चम्मच प्रति दिन # नमक ½ बड़ी चम्मच प्रति दिन # मधुमेह रहित मरीज : चीनी 2 चम्मच प्रति दिन

सैंपल डाइट मेनू लगभग 1600- 1800 किलो कैलोरी और 40 ग्राम प्रोटीन प्रति डीए प्रदान करेगा . आधी बड़ी चम्मच नमक कुल सोडियम की गणना करने के लिए माना जाता है.- इस मेनू में पोषक तत्व की मात्रा : 1800 किलो कैलोरी, 40 ग्राम प्रोटीन, 2500 मिलीग्राम सोडियम, 2000 मिलीग्राम पोटेशियम और 1200 मिलीग्राम फॉस्फोरस।

नोट :

1. यदि आप अपने नेफ्रोलॉजिस्ट सुझाव के साथ जाते हैं तो तरल पदार्थकी मात्रा की मात्रा को नियंत्रित किया जाना चाहिए
2. पोटेशियम और फॉस्फेरस मूल्यों की बार-बार निगरानी करें। यह आपको यह समझने में मदद करेगा कि आपके मेनू में और परिवर्तन की आवश्यकता है या नहीं.
3. सर्विंग साइज और ग्राम के रूप में दी गई मात्रा में प्रत्येक फल लगभग 100mg पोटैशियम प्रदान करेगा।

* * मधुमेह रोगियों के लिए: कृपया अपने रात के खाने के साथ चावल; अवॉइड करे आप फूलका / चपाती / भकरी के हिस्से को बढ़ा सकते हैं

Disclaimer : The information given above is meant only for reference purpose, it is recommended to consult your Doctor/Dietician before you make any changes in the diet.

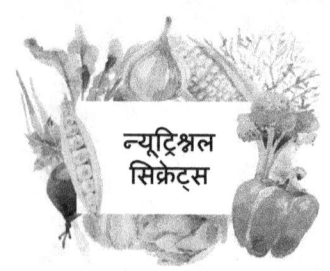

पेरिटोनियल डायलिसिस का चयन

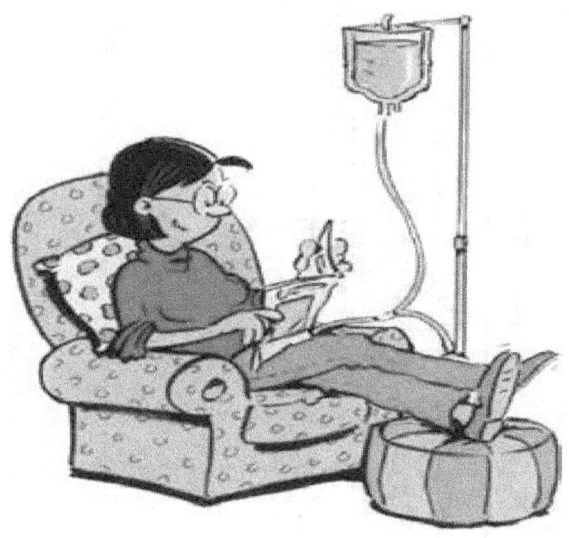

पेरिटोनियल डायलिसिस - में थोड़े आहार परिवर्तनों की आवश्यकता है

पेरिटोनियल डायलिसिस में उपयोग होने वाला आहार हेमोडायलिसिस में उपयोग होने वाले आहार से भिन्न हैं इसको समझना आवश्यक हैं ।

कृपया समझें कि स्वस्थ रहने के लिए आपको इन पृष्ठों को ध्यानपूर्वक पढ़ने की आवश्यकता है।

पेरिटोनियल डायलिसिस प्रतिदिन किया जाता है। आपके शरीर में जमा होने वाले हर टॉक्सिन को हटा दिया जाएगा। इससे आपको जीवन की बेहतर गुणवत्ता मिलेगी। पेरिटोनियल डायलिसिस के लिए आपको फिस्टुला की आवश्यकता नहीं है। यदपि पेट के अंतरगत पेरिटोनियल कैविटी के प्रयोग से खून साफ किया जाता हैं

पेरिटोनियल डायलिसिस में आहार:

- यह आहार किडनी पर तनाव को कम करने और डायलिसिस के प्रभावों को सुधारने में मदद करने के लिए बनाया गया है आपको पूर्ण पोषण प्रदान करता है।
- पी.डी के अंतरगत आहार में कम प्रतिबन्धितय हैं इस प्रक्रिया के माधयम से उपद्रव(टोक्सिन) एवं शरीर में पानी की अधिक मात्रा रोजानन निकाल दी जाती है
- यह कई लोगों के लिए पी.डी को एक उपचार विकल्प के रूप में चुनने का मुख्य कारण है।
- रोगियों की स्वास्थ्य स्थिति और रक्त रिपोर्ट के आधार पर आहार अलग है।

इसके अलावा, समय के साथ आपकी पोषण संबंधी ज़रूरतें बदल सकती हैं। अपने आहार विशेषज्ञ के साथ पालन करें ताकि आप समझ सकें

ताकि आप समय और आवशक्तयों के साथ आने वाले बदलाव को समझ सकें ।

पी.डी पर सकारात्मक अंक:

- आप इसे घर पर कर सकते हैं।
- जीवन आसान एवं अधिक सवतंत्रा के साथ जीया जा सकता है

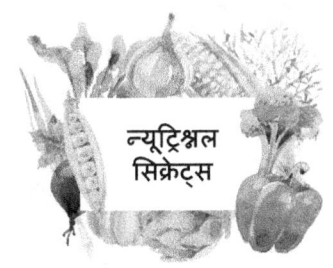

- किसी केंद्र में नित्य: जाने का समय आपका बच जाता हैं
- हर दिन पी.डी करने का मतलब है कि पानी और उपद्रव को निकालना निरंतर है।
- आहार की प्रतिबंधत्यें भी कम हो जाती है

हालाँकि, सुरक्षित रहें, हाइजीनिक रहें ताकि आप खुद को संक्रमणों से बचा सकें

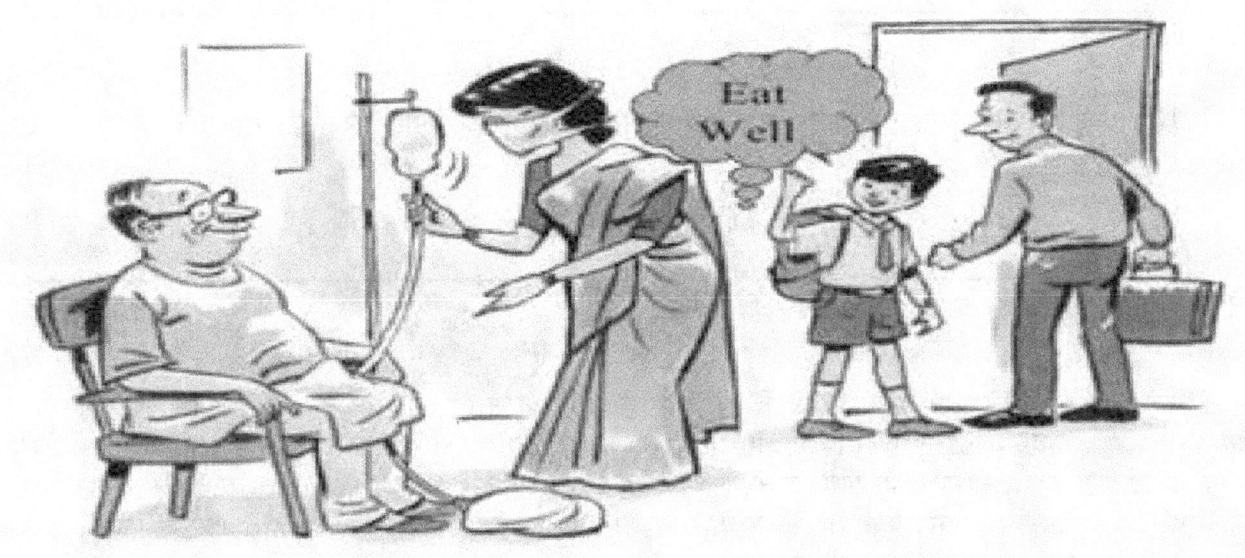

आहार निर्दिष्ट करता है:

ऊर्जा(एनर्जी):

पी.डी पर आप वजन बढ़ा सकते हैं क्योंकि डायलीसेट 400-700 किलो कैलोरी (किलो कैलोरी / किलोग्राम) की ही खपत करवाता है।तो इसमें आपके वजन के बढ़ने की आशंका अधिक है इसीलिए आहार को नियंत्रित करना आवश्यक है अन्यथा आप पुनः गंभीर बीमारियों में जकड़े जा सकते है

कोलेस्ट्रॉल का बढ़ना – एल.डी.एल और वी.एल.डी.एल दोनों का ही गुर्दे की बीमारी में बढ़ना बहुत आम है।

तो चाहे आप सामान्य वजन के हों या अधिक वजन के, आपको कैलोरी पर प्रतिबंध की आवश्यकता होगी क्योंकि आपका शरीर डायलीसेट से कुछ कैलोरी अवशोषित करेगा

देखिए कैलोरी:

यदि आपका बॉडी मास इंडेक्स (BMI) सामान्य से कम है, तो आपको आइडियल बॉडी वेट के 25-30 Kcal / kg के बीच कैलोरी की आवश्यकता हो सकती है! आपका आहार विशेषज्ञ आपके द्वारा आवश्यक कैलोरी पर बेहतर मार्गदर्शन कर सकता है

सवास्थ्य सुझाव 1:

आपके वजन और अच्छे स्वास्थ्य को बनाए रखने के लिए, आपका आहार वशिषज्ञ आहार में सरल शर्करा और दृश्यमान वसा के सीमति सेवन का सुझाव देगा।

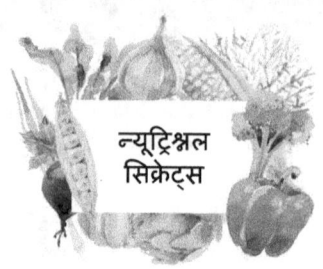

प्रोटीन:

डायलिसिस की कठोरता के कारण पी.डी पर आपको प्रोटीन हानि का सामना करना पड़ेगा। आपको नुकसान को प्रतिस्थापित करने की आवश्यकता होगी जिसके लिए आवश्यक है आपको उच्च प्रोटीन सेवन की आवश्यकता होगी।

प्रोटीन की हानि प्रति सत्र 6 -12.5 ग्राम से भिन्न होती है। इस प्रोटीन नुकसान की भरपाई करने के लिए आपको प्रति दिन 1.2 -1.5 ग्राम प्रोटीन का उपभोग करने की आवश्यकता होगी। प्रोटीन के लिए यह लक्ष्य अकेले आहार के साथ प्राप्त करने के लिए अलग आहार शैली है, खासकर यदि आपके पास कम भूख और गंभीर जी मचलन है।

स्वास्थ्य टिप 2:

आपका डॉक्टर / आहार विशेषज्ञ उच्च जैविक मूल्य प्रोटीन और पोषण पूरक का सुझाव (सप्लीमेंट्स)देगा।

PLEASE take this suggestion seriously to stay fit.

पोटैशियम:

कई रोगियों को निरंतर निकासी के कारण पोटेशियम को प्रतिबंधित करने की आवश्यकता नहीं है, और कुछ को कम पोटेशियम की मात्रा के कारण जानबूझकर उच्च पोटेशियम खाद्य पदार्थ खाने की आवश्यकता हो सकती है। यह समझने की कोशिश करें कि क्या आपको डॉक्टर या आहार विशेषज्ञ के साथ बातों के माध्यम से अपने पोटेशियम को प्रतिबंधित करने की आवश्यकता है और अपनी रक्त रिपोर्ट का भी अध्ययन करें। कम पोटेशियम वाले भोजन को उदारतापूर्वक खाने और उच्च मात्रा में पोटेशियम युक्त भोजन का संयम से प्रयोग करने की सलाह दी जाती है।

स्वास्थ्य सुझाव 3:

अपने भोजन में पोटेलशयम खाद्य पदार्थों की जाँच करें। संयम से अपने लप्रय भोजन का चयन कर उसका आंनद ि

फास्फोरस:

फॉस्फेट की निकासी पी.डी या पारंपरिक एच.डी. में विशेष रूप से प्रभावी नहीं है। डायलिसिस के माध्यम से फॉस्फेट को नियंत्रित करना कठिन हैं । इसे नियंत्रित करने के लिए आमतौर पर आहार और दवाओं के संयोजन की आवश्यकता होती है। फॉस्फोरस को नियंत्रित करने के लिए अकेले आहार काफी कम है; फॉस्फेट बाँधने के बारे में अपने डॉक्टर से बात करना अक्सर आवश्यक होता है।

स्वास्थ्य सुझाव 4:

फॉस्फेट बाइंडर्स से सर्वोत्तम परिणाम प्राप्त करने के लिए इसे भोजन के साथ लेना याद रखें!

तभी यह अच्छे तरीके से कम करता है और फॉस्फेट को पाचन क्रिया के दौरान खून में म लिने से रोकता है । बाइंडर्स का समय पर सेवन बहुत महतवपूर्ण है । भोजन के समय, अपनी ट्रे पर अपने बाइंडरों को रखना न भूले

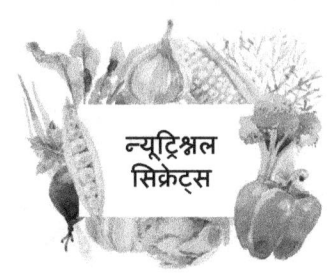

सोडियम:

दोनों प्रकार के डायलिसिस के लिए - मध्यम सोडियम प्रतिबंध की आवश्यकता होती है। विभिन्न डायलिसिस की प्रक्रिया में अलग सोडियम की मात्रा की मांग हो सकती हैं। उच्च रक्तचाप वाले रोगियों में अधिक सोडियम प्रतिभृंदित होगा। पी.डी में कुल आहार सोडियम भत्ता 2500 मिलीग्राम-4000 मिलीग्राम प्रति दिन के बीच हो सकता है।

सोडियम का स्तर = तरल पदार्थ (पानी की मात्रा) का सेवन + तरल पदार्थ आपके शरीर में कितना रहता है

सोडियम में उच्च खाद्य पदार्थ आपको प्यासे बनाएंगे ताकि आप अधिक पानी पीएं।

स्वास्थ्य सुझाव 5:

कृपया सोडियम से भरपूर भोजन से बचें - जैसे टेबल सॉल्ट, अचार, पापड़, नमकीन बिस्किट और सभी डिब्बाबंद खाद्य पदार्थ.

तरल पदार्थ:

यदि आपके पास पर्याप्त तरल की निकासी हैं, तो आपका तरल प्रतिबंधित नहीं होगा। डायलिसैट के डेक्सट्रोज एकाग्रता के आधार पर अल्ट्रा लियोरिंग द्वारा 2 लीटर / दिन तक पानी खो देते हैं।

यदि मूत्र/ पेशाब की मात्रा कम हो जाती है, तो केवल तरल प्रतिबंध की आवश्यकता होती है।

स्वास्थ्य सुझाव 6:

हमेशा अपने तरल निकासी की मात्रा को जांचते रहे।

फाइबर:

कब्ज पेरिटोनियल डायलिसिस (पी.डी) पर आपके लिए खराब डायलिसिस का एक मुख्य कारण है।

आहार में फाइबर की कमी + गतिविधि के स्तर में कमी से कब्ज हो सकता है। कब्ज जल निकासी में कठिनाइयों के मुद्दों का कारण होगा। इसलिए सावधान रहें और कब्ज से बचें।

स्वास्थ्य सुझाव 7:

जुलाब नियमित रूप से लें। अपने भोजन में पर्याप्त मात्रा में फाइबर लें। सब्जियों और सब्जियों की त्वचा, फल, स्प्राउट्स, सलाद वाली सब्जियां फाइबर से भरपूर होती हैं।

अपने आहार विशेषज्ञ द्वारा बताई गई मात्रा में उन्हें अपने भोजन में शामिल करें।

अपने पोटेशियम स्तर को देखें, क्योंकि फाइबर की अधिक मात्रा में खाद्य पदार्थों में पोटेशियम की उच्च मात्रा होती है।

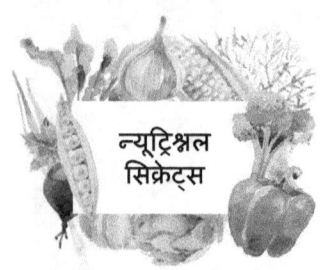

डायलिसिस के प्रकार के अनुसार पोषण संबंधी मापदंड

पोषण मापदंड	चरण-५ हेमोडिअलीसिस	चरण - ५ पेरिटोनियल डायलिसिस
कैलोरीज (किलो कैलोरी/ प्रति किलोग्राम प्रति दिन)	30-35	25-30
प्रोटीन (ग्राम/किलोग्राम/प्रति दिन)	1.2	1.5
सोडियम (मिली ग्राम/ प्रतिदिन)	2500	2500-4000
पोटैशियम (मिली ग्राम/ प्रति दिन)	1500-2000	हाइपरक्लेमिया होने पर ही प्रतिबंध लगाएं
प्रोटीन की कमी	6-9 प्रति डायलिसिस के बाद	9-12.5 ग्राम हर २४ घंटे में
कैल्शियम (मिली ग्राम/ प्रति दिन)	<2000 आहार एवं दवाइयों के माध्यम से	<2000 आहार एवं दवाइयों के माध्यम से
फॉस्फोरस (मिली ग्राम/ प्रति दिन)	800-1000	< 1200
तरल (प्रति मिली लीटर/ प्रति दिन)	500 ml + . पिछले दिन की पेशाब निकासी	500 ml + पिछले दिन की पेशाब निकासी + अल्ट्रा फिल्ट्रेशन

मृणाल पंडित

नेफ्रो प्लस डायलिसिस सेंटर

हैदराबाद

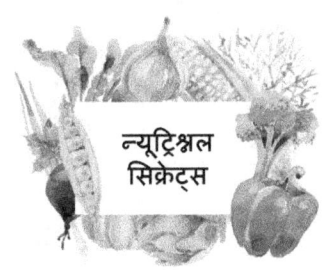

पोस्ट ट्रांसप्लांट डाइट

1. नो .डा.ट का परिचय (किडनी के ट्रांसप्लांट के बाद मधुमेह की शुरुआत)

किडनी प्रत्यारोपण- जिंदगी जीने के एक नए स्तर को उभरता है

ट्रांसप्लांट के साथ आप एक अच्छी गुणवत्ता वाले जीवन का आनंद लेंगे। आपको पालन करने के लिए एक आसान आहार होगा। आप उन सभी खाद्य पदार्थों का आनंद ले पाएंगे जो पहले प्रतिबंधित थे। लेकिन यहां तक कि जब आप एक सामान्य आहार में जाते हैं, तो आपको अपने नए जीवन के बारे में कुछ चीजें याद रखने की आवश्यकता होती है जो किडनी ट्रांसप्लांट के बाद होती हैं।

- आपकी पोषण देखभाल किसी भी रोगी पोस्ट सर्जरी के लिए समान होगी
- आपको रक्त रिपोर्ट, मूत्र उत्पादन के बारे में पता होना चाहिए
- जरूरत पड़ने पर आपको कुछ सप्लीमेंट्स लेने पड़ सकते हैं

शुरुआती दिनों में, आपको शरीर में होने वाले परिवर्तनों को अपनाना चाहिए।

- दिन 1- आप "निल पैर माउथ" यानि भूखा रखा जायेगा
- दिन 2- आप पानी के घूंट के साथ शुरू करेंगे और धीरे-धीरे अवशेष मुक्त तरल पदार्थों की और प्रगति करेंगे।
- दिन 3- स्पष्ट तरल से आपके पास पूर्ण तरल आहार और धीरे-धीरे अर्ध-समेकित (सेमि सॉलिड) आहार होगा।
- दिन ४- आपको अपने डॉक्टर की सलाह के आधार पर आपकी भोजन पचाने की क्षमता को आंकते हुए आपके आहार को सरल आहार से पूर्ण आहार में परिवर्तित किया जायेगा
- आहार परिवर्तन के उपरोक्त सभी चरण आंत्र आंदोलन, जी मचलना और आपकी सामान्यता की प्रगति पर निर्भर करेंगे

स्वास्थ्य नर्सों और डॉक्टर द्वारा निगरानी के रूप में यह चरण आगे की और चलेंगे ।

पहले कुछ हफ्तों के लिए, आपके शरीर को विशेष देखभाल की आवश्यकता होती है। संक्रमण के खिलाफ सावधानियों के अलावा, बनाए रखना

स्वच्छता को शरीर के पुनर्निर्माण और इसे मजबूत बनाने के लिए आहार के महत्व को समझना चाहिए।

प्रोटीन, प्रमुख कारक:

ट्रांसप्लांट के बाद पहले सप्ताह के दौरान आपको प्रोटीन का सेवन बढ़ाने की आवशकताएँ निमिन्लिखित हैः

- मांसपेशियों के ऊतकों का निर्माण करने के लिए जो स्टेरॉयड की बड़ी खुराक के कारण टूट जाता है।
- पोस्ट-ट्रांसप्लांट घाव को तेजी से ठीक करने के लिए
- मांसपेशियों एवं उत्तकों में पोहंची चोट और घॉंव के पुनः निर्माण के लिए

सभी स्तरों के नियंत्रण में होने के बाद, अपने डॉक्टर के साथ चर्चा करें और प्रोटीन के सेवन की मात्रा को कम करें।

सब कुछ आपके ठीक होने की गति पर निर्भर करता है।

पोटेशियम के साथ खेल

- कुछ पोस्ट-ट्रैस्प्लांट दवाएं पोटेशियम के स्तर को बढ़ाती हैं, जबकि अन्य इसे कम कर सकते हैं।
- सर्जरी के तुरंत बाद उच्च पोटेशियम वाले खाद्य पदार्थ लेने से बचना अच्छा चाहिए

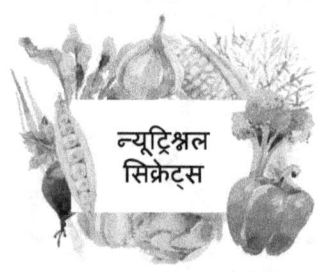

- यह चावल कांजी, छाछ, कमजोर काली चाय जैसे तरल पदार्थ लेने के लिए आदर्श होगा, इससे पोटेशियम की मात्रा को बनाए रखा जा सकता है। यदि पोटेशियम का स्तर सामान्य सीमा में है - निम्बू पानी , मूंग की दाल का पानी या दलिया कांजी दिया जा सकता है।

सोडियम पर नियंतरण रखें -

आपको नमक को नियमित रूप से उपयोग करने की आवश्यकता है , क्योंकि कभी-कभी स्टेरॉयड, शरीस में तरल संचय का कारण बन सकता है

- प्रतिदिन 3 ग्राम नमक का सेवन उचित है

फास्फोरस और कैल्शियम- एक दूसरे के पूरक हैं

- आपको अपने कैल्शियम और फास्फोरस के स्तर पर नजर रखने की आवश्यकता है
- संतुलित आहार आपको कैल्शियम के स्तर को बनाए रखने में मदद कर सकता है

फास्फोरस का स्तर मध्यम रूप से प्रतिबंधित होना चाहिए।

आपके हड्डी द्रव्यमान (बोन मास्स) के आधार पर आपको कुछ सप्लीमेंट लेने की सलाह दी जा सकती है।

यदि मुझे प्रत्यारोपण के बाद आहार की आवश्यकता है, तो मुझे किडनी प्रत्यारोपण क्यों करना चाहिए?

कई लोगों के मन में यह सवाल होगा।

एक किडनी प्रत्यारोपण आपको कुछ अच्छी खबर देगा - आप अपने लक्ष्यों को पूरा करने के लिए कई वर्षों तक अच्छे स्वास्थ्य का आनंद लेंगे। आप जीवन के कई चरणों का आनंद ले सकते हैं- निजी शिक्षा, नियमित नौकरी करें, शादी करें और परिवार शुरू करें। जब डायलिसिस पर इन सपनों में से कुछ असंभव लग रहा था।

एक किडनी प्रत्यारोपण आपके किडनी के कार्य को वापस लाएगा, यह हृदय रोग के जोखिमों को कम करेगा

जो डायलिसिस पर लोगों के लिए बहुत अधिक संभावना है।

चेतावनी: आप कुछ कार्डियो वैस्कुलर जोखिम के साथ मिल सकते हैं, रक्त शर्करा के स्तर में वृद्धि, कुछ पोस्ट-ट्रांसप्लांट दवाओं के कारण कोलेस्ट्रॉल और उच्च रक्तचाप जैसी मुश्किलों का सामना करना पड़ सकता है ।

"विशेष आहार"-

ट्रांसप्लांट के साथ आप स्वतंत्रता की भावना महसूस करना शुरू कर देंगे। आप वह सब खा सकते हैं जो पहले प्रतिबंधित था और आपके स्टेरॉयड से भूख बढ़ेगी , अचानक आपका वजन भी बढ़ सकता है। इसके अलावा, आपके इम्युनसअप्रेजेंट और स्टेरॉयड से आपको मधुमेह में ले जाने की संभावना बढ़ जाती है। इसे "न्यू-ऑनसेट डायबिटीज आफ्टर ट्रांसप्लांटेशन" (नो. डा.ट) कहा जाता है।

अपना नेतृत्व करिये : आप नो.डा.ट की योजना बना सकते हैं, तय कर सकते हैं और हर संभव प्रयास कर सकते हैं। आपके सभी प्रयास व्यर्थ भी हो सकते है, लेकिन आपके लिए यह महत्वपूर्ण है कि आप मधुमेह से खुद को बचाने की कोशिश करें।

समय-समय पर अपने शर्करा के स्तर की जाँच करते रहें

आश्वस्त करो।

शोध कहता है, 2% - 53% लोगों के बीच किडनी प्रत्यारोपण के बाद नो. डा. ट मिलने की संभावना है। प्रत्यारोपण के बाद ६ महीने के बिच में इसकी होने की समबहव्ना ज्यादा हैं । इसलिए सतर्क रहें। नो. डा. ट से किडनी के कार्य में कमी आ सकती है, कुछ संक्रमण हो सकते हैं और आपका स्वास्थ्य और जीवन खतरे में पड़ सकता है।

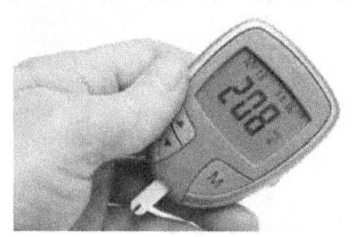

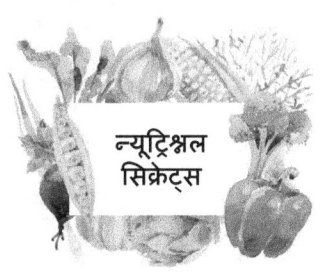

जोखिम कारन नो डा ट के निमिन्लिखित हैं

न बदले जा सकने वाले कारन :-
आयु- 40 वर्ष से ऊपर
लगि- पुरुष
जातीयता- अफ्रीकी और हस्पिैनकि वंश अधकि संवेदनशील हैं
इतहिास - परविार से ले कर पूर्वजो तक में पायी जाना वाला मधुमेह इसका खतरा औसतन ७ गुना बढ़ा दयिा जाता है

बदले जा सकने वाले कारन:-
वजन- बी ऐम ई ३० से ऊपर
ह्यपेर्लपिडिमिआ
संक्रमण- सीटमेगालोवरिुस,
हेपेटाइटसि , इम्मुनोसप्रेस्सवि

नो. डा. ट को रोकने के लिए शुरुआती कदम:-

- **अपने आदर्श शरीर के वजन को बनाए रखें-** जब बीएमआई 30 किलोग्राम से अधिक हो जाता है, तो नो. डा. ट का शरीर में घर करने के लिए एक अच्छा मौका है। मोटापा आपके शरीर की इन्सुलिन को एकत्रित करने की क्षमता को काम करता है
- **अपने लिपिड को जांच में रखें-** उच्च ट्राइग्लिसराइड्स आपको हृदय रोग के करीब ला सकते हैं।
- **सक्रिय रहें-** यदि आप अपनी शारीरिक गतिविधि को दिन में ५ गुणा तक बढ़ाते हैं, तो आप आदर्श शरीर के वजन को बनाए रखने में सक्षम होंगे और यह इंसुलिन संवेदनशीलता को बेहतर बनाने में मदद करेगा - (फ्लो चार्ट संख्या: 5, इंसुलिन प्रतिरोध देखें)।
- **अल्बुमिन स्तर को ठीक किया जा सकता है-** प्रतिरक्षा (इम्युनिटी) बनाए रखने के लिए एल्ब्यूमिन को 3.5mg / dl से ऊपर रखें। निम्न स्तर कुपोषण का संकेत देगा।
- **संतुलित आहार-** संतुलित मैक्रो और सूक्ष्म पोषक तत्वों वाले आहार से सर्जरी के परिणामों में सुधार किया जा सकता है
- **याद रखें: दवाएँ सबसे महत्वपूर्ण हैं-** अपनी दवाओं को विशिष्ट समय पर और सख्ती से लें
- आपके चिकित्सक द्वारा निर्धारित खुराक में। इससे स्वास्थ्य संबंधी जटिलताओं में कमी आएगी

मधुमेह पोस्ट ट्रांसप्लांट की घटनाओं को सीमित करने के लिए दिशानिर्देश निम्मनलिखित है

- इक्कठा ज्यादा मात्रा में आहार करने की जगह थोड़ी थोड़ी मात्रा में इसका सेवन करें , दिन में 4-6 भोजन करें।
- कुछ उच्च प्रोटीन खाद्य पदार्थ चुनें

सरल शकर का सेवन न करें, पुरे दिन में प्रयास करें कार्बोहायड्रेट की २ - ३ सर्विंग ही लें

- अपने भोजन में फाइबर समृद्ध चीजे जोड़ें
- अपने भोजन में फलों और हरी सब्जियों की 4-5 सर्विंग्स शामिल करें (किसी भी सलाद का सेवन किया जा सकता है जब घर पर हो)।
- कम वसा और तेल वाले भोजन का सेवन करें; 6 महीने के लिए तले हुए भोजन से बचें
- केवल गर्म खाना खाएं। अचार सहित सभी पैकेट खाद्य पदार्थों और पैक्ड आहार से बचें
- सभी खुले और उजागर भोजन से बचें। घर पर बनी चटनी, ताज़ी बनी हुई आपके लिए सबसे अच्छी है।
- संतुलित और स्वस्थ आहार का पालन करें।
- शारीरिक गतिविधि में नियमित रहें

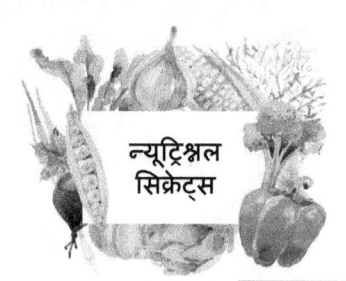

आहार शैली - प्रत्यारोपण के कुछ महीनो बाद नो डा ट के बचने के लिए सहायक		
समय	**शैली**	**खाद्य मात्रा**
प्रातः -7:00 सुबह उठते ही	दूध (बिना चीनी) सप्लीमेंट के साथ	1 कप 1 चमच (जो उसी सप्लीमेंट के डब्बे में है)
प्रातः 8:30 नाश्ता	दलिया उपमा/ मूंग चीला/ टोमेटो आमलेट/ रागी डोसा सेरेअल+अंडे की सफेदी	१ बाउल १ १ बाउल + ३
11 :00 am Mid-Morning	फल (इन को छोड़ कर केला , चीकू /सपोटा , आम , अन्नानास , अंगूर)	1 कप
1:00 सायें	मिलेट रोटी (जवार/ बाजरा) दाल सब्जियां (सभी हलकी मुलायम सब्जी) सलाद	2 1 कप 1 कप 1 प्लेट
सायें - 4:00 चाय	चाय बिना चीनी	1 कप
सायें 5:30 मध्य सायें भोजन - उच्च प्रोटीन भोजन	सोंते पनीर सब्जियों के साथ / मूंग दाल चीला / सोते मशरुम / चिकन / सोया चंक्स / टोफू / उबला भुट्टा/ जुवार फलैक्स	1 प्लेट
रात्रि 7:30 रात्रि आहार	मिलेट रोटी (जुवार /बाजरा) दही / दाल सब्जियां (सभी हलकी मुलायम सब्जी) सलाद	केवल १ १ कप १ कप १ थाली
10:00 रात्रि रात्रि	दूध (बिना चीनी) सप्लीमेंट के साथ	1 कप 1 चमच (जो उसी सप्लीमेंट के डब्बे में है)
रोज	नमक	½- ¾ चमच

मृणाल पंडित,
नेफ्रो प्लस डायलिसिस सेंटर,
हैदराबाद.

आहार में सोडियम सामग्री: 3000 मिलीग्राम • आहार में सामग्री: 2500 मिलीग्राम • आहार में फॉस्फोरस सामग्री: 1500 मिलीग्राम • आदर्श शरीर के वजन के हिसाब से 1800 किलो कैलोरी लगभग 0.8 ग्राम प्रोटीन प्रति किलो

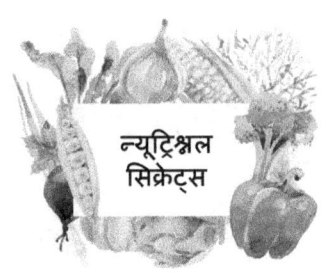

आहार के दिशानिर्देश:

- प्रति दिन 4-6 छोटे लगातार भोजन करें।
- भोजन में उच्च प्रोटीन खाद्य पदार्थों को शामिल करें।
- सरल शर्करा को प्रतिबंधित करें और प्रति दिन 2-3 जटिल (काम्प्लेक्स) कार्बोहाइड्रेट को सेवन करें।
- फाइबर से भरपूर भोजन को प्रोत्साहित करें।
- भोजन में फल और हरी सब्जियों की 4-5 सर्विंग्स शामिल करें।
- वसा और तेल के उपयोग को प्रतिबंधित करें।
- पैक भोजन से बचें।
- संतुलित और स्वस्थ आहार का पालन करें।
- नियमित शारीरिक गतिविधि बनाएं रखें
- अपने नेफ्रोलॉजिस्ट / न्यूट्रिशनिस्ट के साथ नियमित रूप से संपर्क करें।
- खाद्य स्वच्छता प्रथाओं के बारे में जाने और अमल करें ।
- बायोकेमिस्ट्री पर ध्यान रखें , विशेष रूप से रक्त कोलेस्ट्रॉल, ट्राइग्लिसराइड्स, ग्लूकोज, पोटेशियम और रक्तचाप।
- तरल पदार्थ का अधिक सेवन करें ।

नोट: कृपया इस आहार व्यवस्था को जानकारी का एकमात्र स्रोत न मानें, कृपया अपने आहार में कोई भी बदलाव करने से पहले अपने नेफ्रोलॉजिस्ट / न्यूट्रिशनिस्ट से सलाह लें।

इस आहार के बारे में अपने डॉक्टर से बात करें।

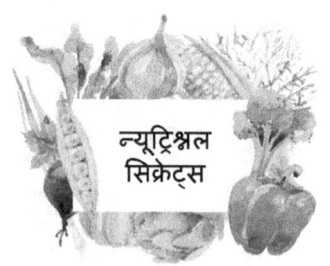

इन्सुलिन रेजिस्टेंस (प्रतिरोध) को जानें

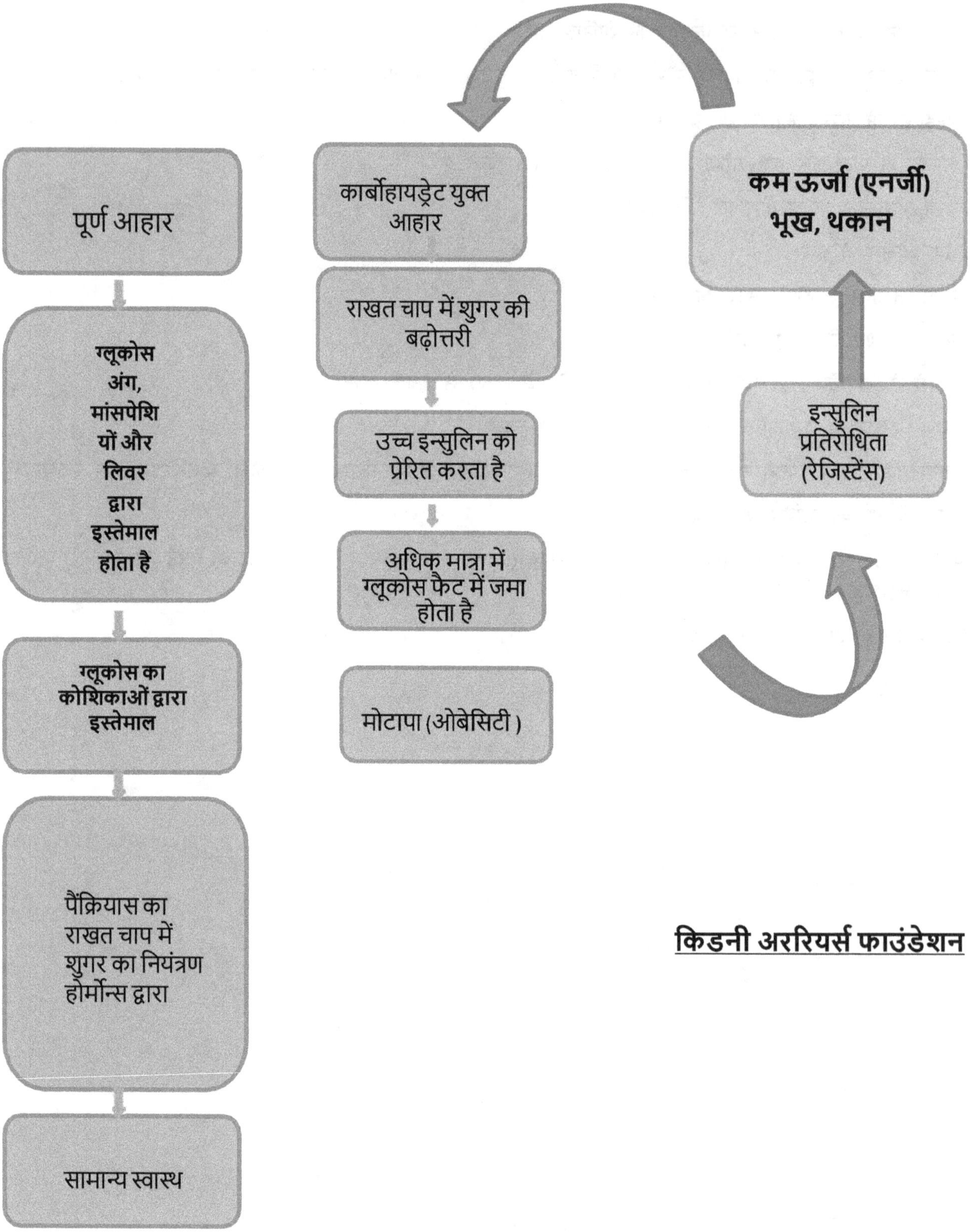

पूर्ण आहार
ग्लूकोस अंग, मांसपेशियों और लिवर द्वारा इस्तेमाल होता है
ग्लूकोस का कोशिकाओं द्वारा इस्तेमाल
पैंक्रियास का राखत चाप में शुगर का नियंत्रण होर्मोन्स द्वारा
सामान्य स्वास्थ
कार्बोहायड्रेट युक्त आहार
राखत चाप में शुगर की बढ़ोत्तरी
उच्च इन्सुलिन को प्रेरित करता है
अधिक मात्रा में ग्लूकोस फैट में जमा होता है
मोटापा (ओबेसिटी)
कम ऊर्जा (एनर्जी) भूख, थकान
इन्सुलिन प्रतिरोधिता (रेजिस्टेंस)

<u>**किडनी अररियर्स फाउंडेशन**</u>

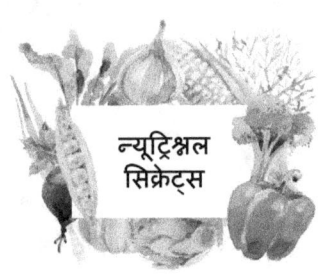

नो.डा. ट आहार महत्वपूर्ण है?

ट्रांसप्लांटेशन के बाद नई मधुमेह (नो डा ट) एक गंभीर और लगातार चिंता और जटिलता का विषय है रीनल ट्रांप्लांटेशन के उपरांत । 2-53% से अधिक लोगों ने किडनी ट्रांसप्लांट के बाद मधुमेह से ग्रसित हुए है । ट्रांसप्लांटेशन के बाद मधुमेह रोगी को एक नए जोखिम में डाल देता है, क्योंकि यह किडनी के इललोग्राफ़्ट को प्रभावित कर सकता है और हृदय रोग के जोखिमों को बढ़ा सकता है। यह दुनिया भर में अभूतपूर्व है।

मधुमेह के दायरे में आने से लोगों के जोखिम को कम करने के लिए, डायबिटीज प्रिवेंशन प्रोग्राम ने प्रदर्शित किया है कि एक संरचित आहार और शारीरिक गतिविधि कार्यक्रम जो बड़े हुए ग्लूकोज सहिष्णुता के साथ अधिक वजन वाले वयस्कों के लिए वजन घटाने को प्राप्त करता है जिससे मधुमेह होने की सम्भावना और घाट जाती है

इस दिशा-निर्देशों से संबंधित आहार विशेषज्ञ की हमारी टीम ने अध्ययन किया है कि कैसे बेहतर, स्वस्थ आहार के साथ - उच्च ग्लाइसेमिक इंडेक्स वाले खाद्य पदार्थों की खपत को कम करने के लिए निर्देशित किया जा सके ताकि ट्रांस-प्लांट आउटपुट में सुधार हो, जीवन की गुणवत्ता में सुधार हो और नो. डा. ट के जोखिम को कम किया जा सके।

पुस्तक में दी गई आहार निर्देश को अभी तक उच्तम माना गया है

भारत और विदेशों में हुए शोध भविष्य में हमारी अवधारणा के बारे में हमारी मदद कर सकते हैं।

. * सभी स्वास्थ्य देखभाल प्रदाताओं से हमारी अपील है कि रोगियों को प्रशिक्षण के अंतरगत संतुलित एवं कम ग्लाइसेमिक आहार का पालन करने के लिए प्रोत्साहित किया जाए, क्योंकि स्वस्थ आहार की आदतें किडनी के ट्रांसप्लांटेशन के प्राप्तकर्ताओं के लिए सर्वोपरि हैं।

12. सीकेडी के साथ मधुमेह

किडनी की विफलता के साथ अपने मधुमेह को नियमित करना :

यदि आपको लंबे समय से मधुमेह है, तो सभी सरल कार्बोहाइड्रेट जैसे शक्कर, शहद, गुड़, स्टार्च युक्त खाद्य पदार्थ जैसे आलू, चकालू, शकरकंद, साबूदाना, मैदा के नियंत्रण में सेवन करने से और कम ग्लाइसेमिक इंडेक्स वाले फल और उच्च फाइबर युक्त अनाज के सेवन को सियमित करने इ मदद मिलती है । रक्त शर्करा के स्तर को बनाए रखें और नज़र बनाएं रखें इससे किडनी पर पड़ने वाले भोझ को काम किया जा सकता है ।

हालांकि, पूरे गेहूं, चोकर, पत्तेदार सब्जियों जैसे उच्च फाइबर के खाद्य पदार्थों को भोजन में उदारतापूर्वक शामिल नहीं किया जा सकता है, क्योंकि यह रक्त पोटेशियम मूल्यों को नकारात्मक रूप से प्रभावित करेगा। इसलिए, प्रगतिशील किडनी की विफलता के साथ, रक्त शर्करा को बनाए रखने और किडनी पर अतिरिक्त बोझ से बचने के लिए आहार सेवन की करीबी निगरानी की आवश्यकता होती है।

इन निम्नलिखित पर आपको अधिक ध्यान देने की आवश्यकता होगी:

- अच्छा मूल्य प्रोटीन
- कम पोटेशियम वाले सब्जिया और फल
- पानी की खपत देखना
- कम नमक
- नियमित भोजन , भोजन के बीच बिच में स्वस्थ स्नैक्स के साथ

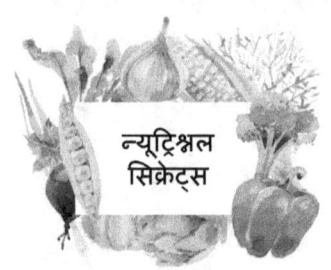

डायलेट्स में डेक्सट्रोज एकाग्रता भी ग्लूकोज नियंत्रण को प्रभावित कर सकती है। कम डेक्सट्रोज सांद्रता के साथ डायलिसिस का उपयोग किया जाता है परन्तु यह हाइपोग्लाइसीमिया से जुड़ा हो सकता है। इसके बिलकुल विपरीत अल्ट्रा फिल्ट्रेशन को बढ़ाने के लिए पेरिटोनियल डायलिसिस में उपयोग किए जाने वाले उच्च डेक्सट्रोज सांद्रता के कारण हो सकता है ह्यपेग्ल्य्र्समिआ।

पेरिटोनियल डायलिसिस पर रोगियों में कार्बोहाइड्रेट को नियंत्रण करना एक प्राथमिकता बन जाता है और रीनल आहार विशेषज्ञ की मदद से व्यक्तिगत आहार की निगरानी से अध्यातिक परिणाम पर्याप्त किया जा सकता है ।

युरेमिया, एसिडोसिस और डायलिसिस जैसे अन्य कारक ग्लाइसेमिक नियंत्रण को जटिल कर सकते हैं और ग्लूकोज के स्तर में व्यापक उतार-चढ़ाव में योगदान कर सकते हैं और जिससे हाइपोग्लाइसेमिक घटनाओं का खतरा बढ़ जाता है।

भोजन में शामिल होने के लिए भोजन का पूर्ण मूल्यांकन प्राप्त करने के लिए अपने रीनल डायटीशियन से परामर्श करें

: कम मसाले वाला भोजन = कम नमक = कम पानी का सेवन:

शुगर फ्री एवं ऐसे विकल्प

चीनी और चीनी उत्पादों की अधिक खपत से मोटापा, मधुमेह हो सकता है और किडनी कार्यक्षमता में कमी आ सकती है। इसलिए, सही भोजन और मात्रा चुनने के साथ, किडनी की बीमारी की प्रगति को धीमा करने के लिए बदली हुई जीवन शैली और स्वस्थ भोजन की आदतों को दैनिक दिनचर्या में शामिल करने की आवश्यकता है।

मधुमेह के रूप में बिना किसी मिठास के भोजन की आदत डालना बेहतर हो सकता है। यदि आप गुड़ का उपयोग करते हैं तो आप अपने भोजन में पोटेशियम और फास्फोरस की मात्रा बढ़ा सकते हैं। जहां तक शहद का संबंध है, विभिन्न किस्में हैं और यह निश्चित नहीं है कि कौन सा शुद्ध है और एक प्राकृतिक उत्पाद है। बल्कि कृत्रिम शुगर आर्टिफीसियल स्वीटनर भी आश्वस्त नहीं करते के आगे कोई जटिलतयायें नहीं होगी , लेकिन आप किसी शुगर फ्री का स्तेमाल करना चाहते हैं यह आप पर और आपकी अन्य स्वस्थ सम्भंदित स्तिथि पर निर्भर करता है ।

यदि आप मधुमेह के रूप में चीनी के विकल्प के साथ शुगर फ्री का चयन करेंगे, तो कृपया इसे अपने चिकित्सक / आहार विशेषज्ञों द्वारा निर्धारित मात्रा में उपयोग करें। आर्टिफीसियल मिठास कैलोरी में उत्पादन नहीं करती और रक्त शर्करा को नहीं बढ़ाती है। वास्तव में, कई डॉक्टर और हेल्थकेयर कर्मचारी एक आपातकालीन आहार योजना के हिस्से के रूप में आर्टिफीसियल स्वीटनर की सलाह देते हैं। अधिक जानकारी के लिए हमेशा अपने नेफ्रोलॉजिस्ट से सलाह लें।

यहां तक कि सीकेडी के साथ गैर-मधुमेह रोगियों के लिए चीनी, शहद, गुड़ जैसे सरल कार्बोहाइड्रेट को सीमित करना बेहतर है और ताड़ की चीनी किसी भी अवांछित जटिलताओं से बचने के लिए।

प्रश्नावली 1

उपयुक्त उत्तर के साथ रिक्त स्थान भरें:

1) वयस्क व्यक्ति का सामान्य रक्तचाप (BP) Hg की मात्रा क्या होती है?

(a) 120/80

(b) 130/90

(c) 110/70

2) शुष्क भार से आप क्या समझते है?

(ए) डायलिसिस से पहले का वजन

(बी) डायलिसिस के बाद का वजन

(सी) डायलिसिस के माध्यम से पानी की अतिरिक्त निकालने के बाद शेष वजन

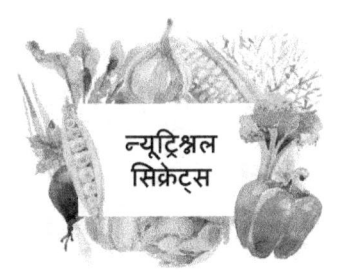

3) यदि आपका हीमोग्लोबिन 9.3 g / dl है

(ए) सामान्य (बी) उच्च (सी) कम

4) पोटेशियम के लिए सामान्य श्रेणी :-

(ए) 3.5-5.5 मेक / एल

(बी) 3.5-5.5 मेक / डीएल

(सी) 3.5-5.5 ग्राम / डीएल

5) आम में भरपूर होता है

(ए) वसा (बी) सोडियम (सी) विटामिन सी

6) सीकेडी स्टेज 4 वाले मरीजों को होना चाहिए

(ए) सामान्य प्रोटीन (बी) कम प्रोटीन (सी) उच्च प्रोटीन

7) बाजरा आयरन में समृद्ध है, लेकिन समृद्ध भी है।

(ए) विटामिन सी (बी) विटामिन डी (सी) पोटेशियम

8) यदि आप अपने मूत्र को गन्दा करते हैं, तो आपका एल्बुमिन हो सकता है

(ए) सामान्य (बी) उच्च (सी) कम

9) यदि आपको खुजली महसूस होती है, तो आपका अधिक हो सकता है।

(ए) पोटेशियम (बी) सोडियम (सी) फास्फोरस

10) सीरम यूरिक एसिड फंक्शन टेस्ट के अंतर्गत आता है।

(a) लिवर (b) लंग (c) किडनी

प्रश्नावली (ब्रेन टीज़र) 2

पिछले 6 महीनों से राजीव डायलिसिस पर हैं और दीपक 3 महीने पहले ट्रांसप्लांट करवाया हैं। दोनों ने अपने कॉमन फ्रेंड की शादी के कार्यक्रम में शरीफ होना है। बुफे डिनर में उन्हें परोसे जाने वाले खाद्य पदार्थों को बुद्धिमानी से चुनने की जरूरत है

कृपया उनकी स्वास्थ्य स्थिति के अनुरूप खाद्य पदार्थों का चयन करने में उनकी मदद करें।

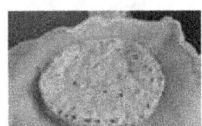
जवार रोटी

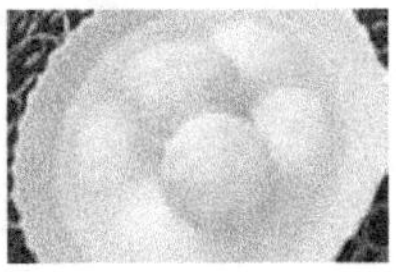

रसगुल्ला

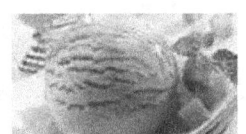
आम की आइस क्रीम

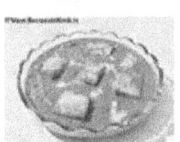
पालक पनीर

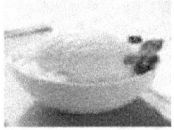
नीला आइसक्रीम

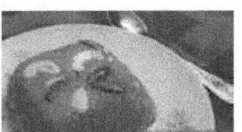
मूग दाल का शीरा

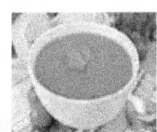
टमाटर सूप

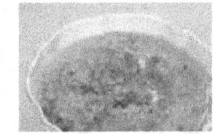
दही के कोफ्ते

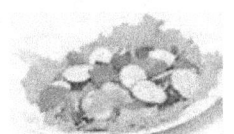
सब्जियों का सलाद

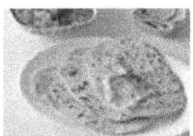
नान

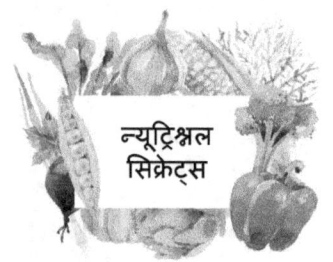

निम्लिखित प्रश्नो के उत्तर:-

प्रश्नावली (ब्रेन टीज़र)1:

1) (ए) 120/80

2) (सी) डायलिसिस के माध्यम से पानी की अतिरिक्त निकालने के बाद शेष वजन

3) (सी) कम

4) (ए) 3.5-5.5 मेक / एल

5) (सी) विटामिन सी

6) (बी) कम प्रोटीन

7) (सी) पोटेशियम

8) (बी) उपस्थित / उच्च

9) (सी) फास्फोरस

10) (c) किडनी

प्रश्नावली (ब्रेन टीज़र): 2

राजीव लेंगे: ज्वार की रोटी, दुद्धी के कोफ्ते, पालक पनीर, सब्जी का सलाद, रसगुल्ला और वेनिला आइसक्रीम (यदि दोनों मिठाइयों का सेवन करना चाहते हैं तोह थोड़ी - थोड़ी मात्रा में ही सेवन करें)।

दीपक लेंगे: नान, पलक पनीर, दुद्धी के कोफ्ते टमाटर का सूप और मूंग दाल शीरा।

(ट्रांसप्लांट के पश्चात गर्म भोजन का चयन करें) ।

प्रश्नावली प्रस्तुतिता: विशाल गढ़िया

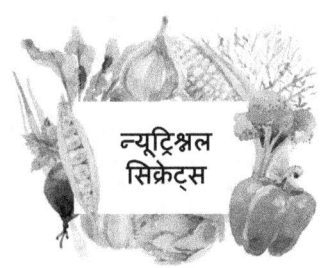

किडनी की बीमारी कभी भी आपको पसंद नहीं थी, यह बस हो गइ

स्वयं से प्यार करें

जीवित रहने के लिए लड़ें

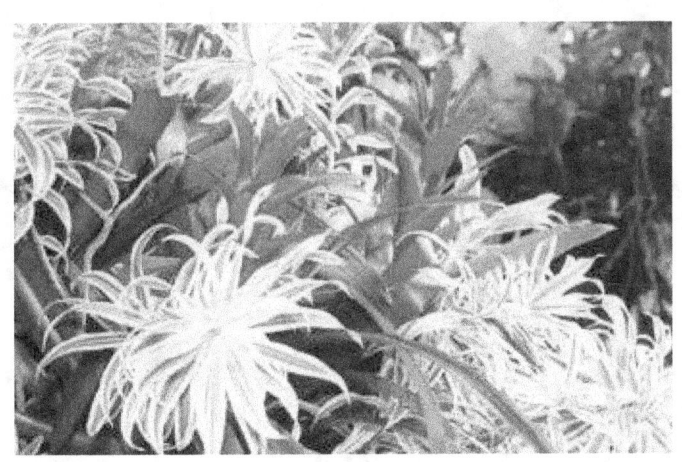

www.ingramcontent.com/pod-product-compliance
Lightning Source LLC
Chambersburg PA
CBHW080620220526
45466CB00010B/3405